内容源自美国老牌科普杂志Popular Science

中国科学院院士 周忠和·作序

不可能的科学系列
Incredible Science

基因魔盒

袁庆安 编著

生 命 科 学

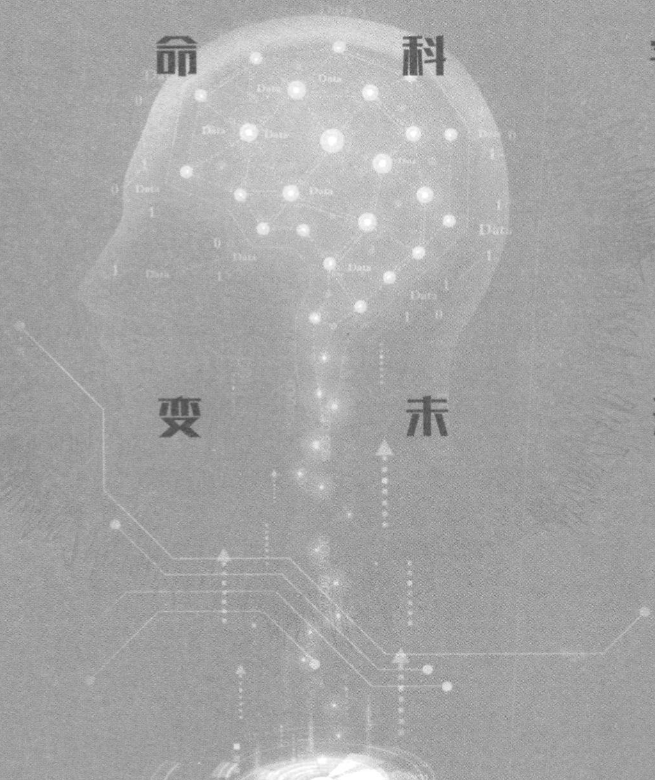

改 变 未 来

中信出版集团·北京

图书在版编目（CIP）数据

基因魔盒 / 童庆安编著 . -- 北京：中信出版社，
2019.1
（不可能的科学系列）
ISBN 978-7-5086-9248-7

I.① 基… II.① 童… III . 人体－青少年读物
IV . ① R32-49

中国版本图书馆 CIP 数据核字（2018）第 161596 号

基因魔盒
（不可能的科学系列）

编　　著：童庆安
出版发行：中信出版集团股份有限公司
　　　　　（北京市朝阳区惠新东街甲 4 号富盛大厦 2 座　邮编　100029）
承 印 者：鸿博昊天科技有限公司

开　　本：787mm×1092mm　1/16　印　　张：16　　字　　数：150 千字
版　　次：2019 年 1 月第 1 版　　　印　　次：2019 年 1 月第 1 次印刷
广告经营许可证：京朝工商广字第 8087 号
书　　号：ISBN 978－7－5086－9248－7
定　　价：78.00 元

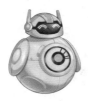

科学探索实验室

苹果用户下载二维码

安卓用户下载二维码

使用流程：

1. 扫描二维码下载 APP。
2. 运行 APP 进入主画面后，点击相应发光区域进入扫描功能。
3. 根据 提示扫描相应的图书页面，即可开始体验。

注意事项：

1. 首次安装或使用软件时，如果设备提示"是否允许软件获取摄像头权限"，请点击"允许"，以保证软件正常使用。
2. 扫描页面时请保障光线充足，同时也应该注意防止所扫描的书面反光，否则可能影响扫描效果。
3. 本软件支持 iPhone5 及以上系列，Android OS 4.0 及更高版本且内存（RAM）容量为 2GB 或以上的设备。
4. 软件使用中请将镜头对准带有手机扫描标示的页面，使整张页面完整呈现在扫描界面内，即可出现相关内容。
5. 在使用过程中，如果您有任何问题、意见或建议，请及时与我们联系。
   邮箱 caiyixing@zhongyue.tv

序

一起来认识真实的科学家，领会科学精神的真谛

科学家在干什么？脑子里都有哪些疯狂的想法？又是如何付诸实践的？作为一个科研工作者，我本人也经常被问到类似问题。很高兴有这么一本书，能替我做出一些回答。而接受为《不可能的科学系列·基因魔盒》作序的邀请，是看中了本书对于科学探索过程的真实还原，对于科学方法、科学精神的生动传播。

本书内容选自美国老牌科学杂志《大众科学》（*Popular Science*），从脑科学、分子生物学到生物医学工程等多个领域介绍了一些当今前沿的科研工作，给了我一次学习与开阔视野的机会。这本已有 146 年悠久历史的刊物，以创新性、流行性、前瞻性著称，记录了西方的前沿科学家不断追求"用科技改变生活"的努力，同时也在源源不断地激励着它的读者去感受科技的力量。事实上，"popular science" 一词本身就具有"让科学走进大众"的含义。

这里需要指出，科学与技术是两个不同的概念，传播过程中我们经常把二者混为一谈。科学的本质是探索发现，追求基本的规律和原理，它常常产生各类应用，也就是我们平时直接接触到、眼睛见到的技术。在介绍、传播一种技术的过程中，科学知识自然会得以彰显。

20 世纪 90 年代以来，随着科学研究的逐渐深入和技术的不断进步，科技带来的伦理、社会甚至政治问题越来越多，对科普或更广义的科学传播提出了更高的要求，赋予了更深层次的内涵。学术上，科学传播出现了很多新的理论。而在实践上，大量专业的科学作家（Science writer）和科学记者（Science journalist）出现，他们的"新闻体科普文"许多就发表在《大众科学》等杂志上。

这种新式的写法不只是对科学知识与科研内容的介绍，同时也是将科学家还原成鲜活的个体，讲述他们的科研故事。从这些故事中读者可以看到，科学家攻克科研难关的过程中大都并非一帆风顺，而是要面对经费的短缺、政策的限制、舆论的质疑……作为生命科学家，更是时常在科研伦理层面备受煎熬。而他们试验与研究的结果，苦涩的失败要远远多于光鲜的成功。但这正是科学家和科研过程的真实写照。

从本书具体内容来看，故事的主人公——科学家们（包括工程师）在研究意识的数字化、实现 3D 打印器官、让断肢再生甚至追求人类永生，这些探索有些很冷门，有些被认为是异想天开。他们或许并不是经常在媒体上亮相的人们心目中的成功科学家，但却是抱有执念的一群人，为了把不可能变成可能而不懈努力。其实，这样的科学家不正是当今的中国最为稀缺的吗？

了解上述探索科学的过程，对广大公众特别是青少年来说弥足珍贵。他们不但能从中获得宝贵的科学知识，还能够学习从事研究的科学方法，并进一步体会到科学精神的真谛：探索创新，理性质疑，求真务实（概括为六个字就是"探索，质疑，求真"）。即使他们将来不从事科研工作，这种坚持不懈的追求精神和思考方式也会令他们受益匪浅。

在今天这个繁荣的网络时代，人们一方面能汲取大量信息，另一方面也在谣言与谬误中徘徊，优质的内容显得更加珍贵。如果读者特别是广大青少年能通过阅读科学家们的故事，激发出无尽的好奇心和求知欲，体会到科学发现过程的乐趣，进而重新思考、理解科学的目的和意义，足矣。

周忠和

中国科学院院士

中国科学院古脊椎动物与古人类研究所前所长

中国科普作家协会理事长

目 录
CONTENTS

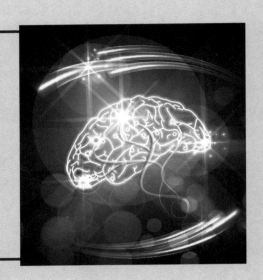

UPGRADING
THE
BRAIN
第一章　升级大脑
001

延伸阅读

REPAIR
THE
BODY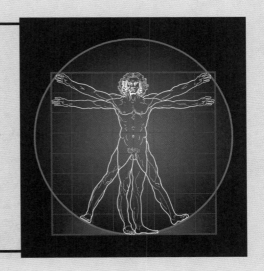

第二章　改造人体

081

延伸阅读

CONTENTS

DECODING THE GENES

第三章　解码基因

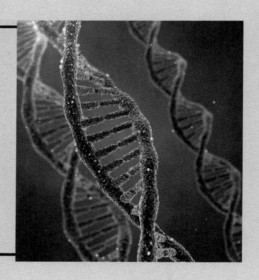

CONTENTS

EXPLORING
IMMORTALITY
第四章　探索永生

191

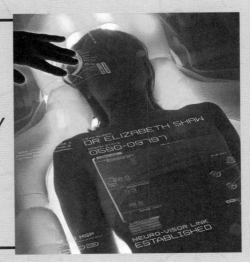

延伸阅读

※ 细胞的一生　　※ 一套关于衰老的统一理论

※ 长生不老简史　※ 向动物学长寿

※ 冷冻容易复活难　※ 人体冬眠简史

CONTENTS

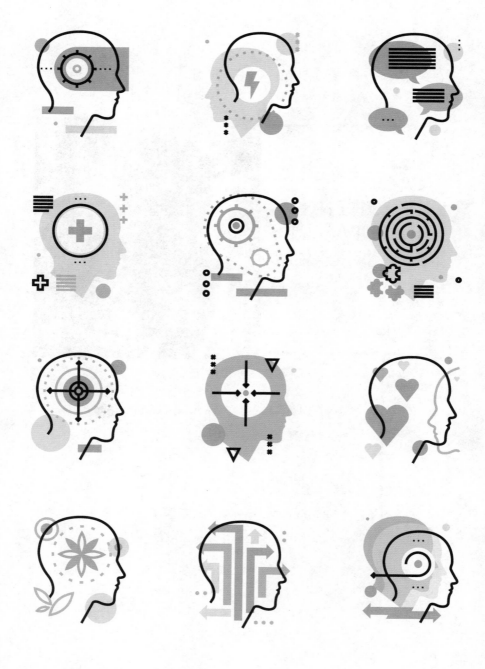

UPGRADING THE BRAIN

第一章 升级大脑

| 导语 |

　　人体探索，从"头"开始。大脑是包括我们人类在内的所有脊椎动物和大部分无脊椎动物都具有的重要器官，也是我们身体器官中最复杂的。脑与脊髓构成中枢神经系统，听到、看到、闻到、品尝到的信息，经过大量的神经细胞的传递、储存、加工，才让我们真正"触摸"到了真实的世界。作为人体的指挥官，大脑维持了人的思考、情感，也调控着生命的运转，让我们的身体稳定地运作。

　　我们常听到的脑科学，狭义的理解就是神经科学。它是生物学领域重要的研究对象，涉及了诸多学科的相互交叉，例如生理学、解剖学、分子生物学、细胞生物学、遗传学、心理学等等。科学家研究大脑，就是在研究脑内的神经活动，了解神经元和神经回路的基本特征和功能，大脑中的各个部位有什么功能，它们是如何运作的。有人说，研究学习、记忆、行为、感知和意识的生物学基础，是生命科学的终极挑战。这一切都依赖于神经科学的发展。

　　尽管对大脑的探索可以追溯到公元前的古埃及，那时的人为了治疗头痛尝试在头上钻孔，但直至今天我们对于自己的大脑了解得依然不多。随着科学与技术的进步，神经科学在20世纪下半叶才兴盛起来。大脑中有太多的未解之谜。

　　除了上述那些终极命题，也有些生物学家在研究与我们日常生活联系更紧密的问题。例如在我们的现实生活中，有人患有注意力缺乏症，能否通过大脑的锻炼，让自己更专注？虽然我们还不完全知道形成记忆的内在机制，但似乎有些认知训练的确能帮助我们提高记忆能力。

　　科学家发现，神经元的激活和抑制状态似乎像二进制的代码1和0、大脑中亿万个神经细胞似乎就在如此一开一合中控制着我们的记忆。0和1组成了我们今天的计算机世界，那么记忆可以实现数字化吗？有些充满幻想的科学家，干的就是这样疯狂的事儿。他们想把记忆上传，可他们能上传到哪里去呢？

　　大脑与外部设备相连，可不单纯是复制我们的记忆。很多人因为种种原因导致瘫痪。比如著名的物理学家霍金就只能通过眼睛来实现交流，这说明他们的大脑功能完全正常。科学家想要只用人类大脑的想象和思考，就能控制物品、工具。虽然这听起来有些玄幻，但科学家正试图给大脑与外部设备建立一条通道，也就是如今研究领域的热门——"脑机接口"。2014年的世界杯开幕式上，一位瘫痪的少年身着"机械战甲"，通过大脑想象，实现了世界杯的开球。

　　还有一个奇特的大脑现象：世界上有一些"天才"，或记忆力非凡，或音乐才能无可比拟，但他们的能力不是天生的，而是脑外伤的结果。有些人因为意外脑震荡，结果成了超级天才。这样的大脑到底是怎么运转的，科学家能不能搞清楚？

　　现在升级你的大脑，让我们一探究竟。

上传大脑

将意识移植到电脑中

太疯狂了！一位神经学家计划把我们的意识上传到计算机。他已经招募最知名的专家来协助，准备为人类下一步的进化打开一扇窗。

展会狂想曲

一切皆有可能，这是 2014 年"超人类展望大会"（Transhuman Visions）给人们留下的印象。这个展望大会是向预言者开放的一个论坛，与会者可以畅所欲言，描绘即将到来的既辉煌灿烂又不免离奇古怪的未来。会场位于旧金山梅森堡中心一个曾经的军用海岸仓库内。在大会上，年轻的创业家们兜售着试验性健脑药丸和由特殊黄油制成的咖啡，他们声称这种黄油有助于强化认知能力；一位女士在叫卖她的网上医疗教程；一位中年参会者身上贴满了电极，显示器上显示着他的彩色脑电波图像……

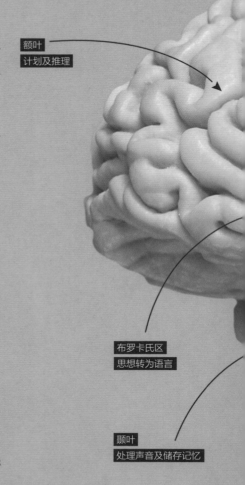

额叶
计划及推理

布罗卡氏区
思想转为语言

颞叶
处理声音及储存记忆

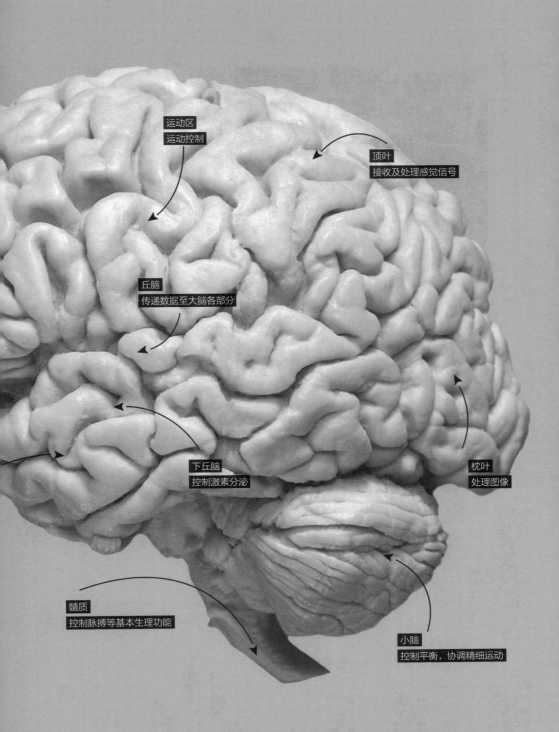

运动区
运动控制

顶叶
接收及处理感觉信号

丘脑
传递数据至大脑各部分

下丘脑
控制激素分泌

枕叶
处理图像

髓质
控制脉搏等基本生理功能

小脑
控制平衡，协调精细运动

005

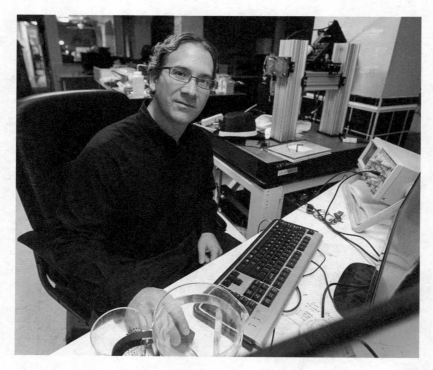

▎神经学家兰德尔·科恩协调着一系列研究活动，目标在于推进"全脑仿真"这一项目。

　　主讲台上，一位脑门刮得锃亮、蓄着浓密黑胡子的演讲者正在发表长篇大论，大侃"DIY 感觉强化器"。他说，一个名叫"科学服务大众"（Science for the Masses）的机构，正在开发一种能使人看见近红外光的药物，他给自己的耳朵里植入了一副无线骨传导耳机。

　　不过和下面要介绍的内容相比，这些看起来富有未来色彩的演示就立刻显得"小儿科"了。

　　听众席后排有位专心翻看笔记本的人，他就是我们这个故事的主角兰德尔·科恩（Randal Koene）。这位戴着眼镜的神经学家穿了一双被擦得锃亮的黑色皮靴，身上是黑色工装裤和黑色 T 恤，T 恤上印着的图案是一台正显示着大脑图片的笔记本电脑，看上去像极了码农。他参加此次会议的目的，是向人们介绍如何实现永生不死。"人类再强大，也不过是一种生物，能占据的时间和空间非常有限，"他在演讲时说，"但我们希望能够在更大的时间和空间维度上，发挥人类的影响力和创造力。"

科恩的解决之道非常简洁明了：他计划把自己的大脑活动上传到计算机。他说，通过绘制大脑图谱，将大脑活动简化为数学计算，再将数学计算转译为代码，人脑就能实现数字化模拟，从而实现意识的永生不死。他说："谈到大脑模拟，这与在苹果电脑上模拟运行视窗（Windows）系统没什么区别，大脑'代码'应当可以在任何平台上运行。"随后，科恩借助图表向观众介绍了神经科学的最新进展。也许是被震撼到了，也许是被数据搞糊涂了——台下的观众席鸦雀无声。

科恩与超人类主义者有种微妙的相似，他们有一个共同的梦想——把人类文明推向一个新的高度。科恩出生在荷兰，是一位神经学家、神经生物学工程师。在过去的数十年间，他一直在努力整合各个学科，试图将他的边缘设想融入主流科学。现在，这一切即将成为现实。目前，世界各地的研究者都已经把破解大脑密码作为核心目标之一。

2013 年，美国和欧盟都宣布推出旨在加速脑科学发展的计划。这些计划对脑科学将起到的推动作用，就如同"人类基因组计划"对于遗传学的作用。

当科恩走下讲台时，人们不会记住多少他演讲中的细节，但有一点一定会被听众牢记于心：人类掌握"心智脱离肉体"所必需的知识已经指日可待了。

大脑活动数字化

　　大脑模拟的概念不仅在科幻领域有着漫长而丰富多彩的历史，同时也深深扎根于计算机科学——其子学科"神经网络学"（Neural Networking）就是基于神经生物学对大脑的物理架构和生理机制的研究。

　　人类大脑由亿万个神经元组成，每个神经元都通过分支与邻近的上万个神经元相联系，这些分支被称为轴突和树突。当一个神经元被激发时，电化学信号就从该神经元的轴突通过突触（神经递质携带信息穿过细胞间的微小空间）传至另一个神经元的树突。无数电信号组成了大脑中的"编码"，大脑有了这种编码才能处理外界信息（如视觉、触觉）并执行相关的指令。现在神经学家相信，构成个体独特性的种种因素——记忆、情感、性格、爱好甚至知觉——都是由上述机制所决定的。

　　20世纪40年代，神经生理学家沃伦·麦卡洛克（Warren McCulloch）和数学家沃尔特·皮茨（Walter Pitts）提出了一个用数学描述大脑活动的简明方法。他们意识到，无论神经元周围发生了什么，它都只可能处于下列两个状态之一：兴奋状态和抑制状态。因此，如果想制造一台类似大脑的机器，可以沿用电子计算机的基本逻辑机制——用只有1和0两种状态的二进制电路开关，

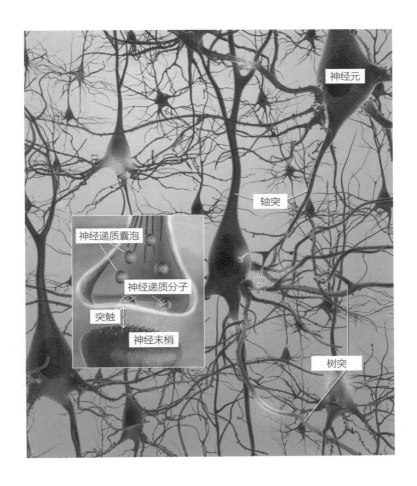

神经元

轴突

神经递质囊泡

神经递质分子

突触

神经末梢

树突

表示单个神经元的兴奋和抑制状态。

几年之后，加拿大心理学家唐纳德·赫布（Donald Hebb）提出，就连记忆也只是神经网络中的编码信息而已。大脑中，记忆编码是由同时或顺次发生的一系列神经冲动形成的。例如，当你看见一张脸的同时听到一个名字，你大脑的视觉区和听觉区的神经元就将激发神经冲动，使这两个区的神经元彼此连接起来；下次你再看到同一张脸时，负责姓名编码的神经元也将激发神经冲动，使你能够回忆起这个名字。

理解了上述机制，计算机工程师就可以创建具有学习能力的人工神经网络，给不同的信息构建连接。神经网络能够记住已经建立起连接的数据，然后预测数据在未来再次发生连接的概率。今天，具有学习能力的软件可以执行多种复杂模式的识别工作。例如，监控与你的消费习惯不相符的支付行为，预警可能的账户被盗情况。

当然，所有神经学家都会告诉你，人工神经网络还远远无法模拟高度复杂的人脑。研究人员不完全清楚神经元间交互的方式，对电化学通路如何影响神经冲动的了解也有限。

尽管大脑还有很多未解之谜，但要实现科恩的梦想，人工神经网络目前的假设至关重要——人类不同个体之间的差异是由单个神经元的行为，以及不同神经元之间的联系所决定的，如果引入足够强大的记录和分析技术，大脑的大多数活动在理论上都可以简化为数学计算。而这是大脑活动数字化的基础。

建立大脑模拟平台

一个温暖的午后，科恩带着科学记者亚当·皮奥里（Adam Piore）走进他居住的公寓。他们穿过堆满音乐合成器和乐高玩具的小起居室，进入卧室。这间摆放着一张立式书桌的卧室，也是他的家庭办公室。桌上摆着几台大显示屏和笔记本电脑，看上去就像宇宙战舰的控制中心。在这个很普通的住所里，他已经孜孜不倦地探索了 20 多年，与他所追求的宏伟目标——永生不死相比，这 20 多年不过是弹指一挥间。

科恩是一位粒子物理学家的孩子，从小爱好科学。科恩 13 岁时阅读了经典科幻著作《城市与群星》①，首次接触到意识上传的概念。作品中描绘了距今 10 亿年后的城市，那时城市居民的生命能够不断重复；在每两次生命之间的过渡期，人们的意识会被存储在中央计算机中，这台中央计算机还能够创造新躯体。"我开始思考人类的极限，"科恩说，"说到底，从生物学上讲，我们的躯体、大脑是必然会死亡的。但是，这本小说描绘的未来中，人的肉体能不断地舍弃与再造，人的意识只是计算机里的一些信息。"

① 《城市与群星》（*The City and the Stars*），英国科幻作家阿瑟·克拉克（Arthur C. Clarke）1956 年出版的科幻小说。

科恩觉得实现这个宏伟愿景值得为之奋斗一生。最初，他认为，实现这个目标的途径在于找到重新组合原子的方法，为此他大学选择了物理学。但到大学毕业时，他又得出结论：他真正需要的是将大脑数字化。于是，他又考入荷兰代尔夫特理工大学，学习神经网络和人工智能并取得了硕士学位。

1994 年，科恩在代尔夫特有了一项重大发现：他找到了一个与他志同道合的群体。他上网时无意中发现了"意识上传之家"（Mind Uploading Home Page），一个由乔·斯特劳特（Joe Strout）创建的网站。斯特劳特生于美国俄亥俄州，是个志向远大的神经学家、电脑迷，自称"永生主义者"。斯特劳特成立了一个讨论组，科恩很快就加入了进去。讨论组成员们讨论提取大脑信息是否具有技术上的可能性。如果有，该如何命名呢？下载、上传，还是移植意识？最终他们决定采用"全脑模拟"（Whole Brain Emulation）这个说法，还各自制定出职业目标来推进他们的事业发展。

后来，科恩取得了加拿大麦吉尔大学计算神经学方向的博士学位。之后又转入美国波士顿大学神经生理学实验室，在那里，他尝试把实验鼠的大脑活动复制到计算机上。而斯特劳特在获得神经学硕士学位后，进入了索尔克研究所（Salk Institute）的一个计算神经生物学实验室。"我们尝试从不同学术方向来推进全脑模拟研究，"斯特劳特说，"困难在于，年纪较大的神经学科研人员不愿意公开讨论这个问题，只愿在酒馆这类非正式场合谈论一番。这对正在四处寻求研究经费的我们来说，不过是隔靴搔痒。"

与此同时，讨论组内大部分成员也获得了学位。2007年，在牛津大学研究生物伦理学的计算神经学家安德斯·桑德伯格（Anders Sandberg）联络了那些对全脑模拟感兴趣的专家，他们在牛津大学人类未来研究所召开了一次为期两天的研讨会。与会者为开发全脑模拟所需技术描绘了一幅路线图：首先绘制大脑结构图谱，然后了解大脑结构如何与功能匹配，最终开发出相应的软件和硬件，实现

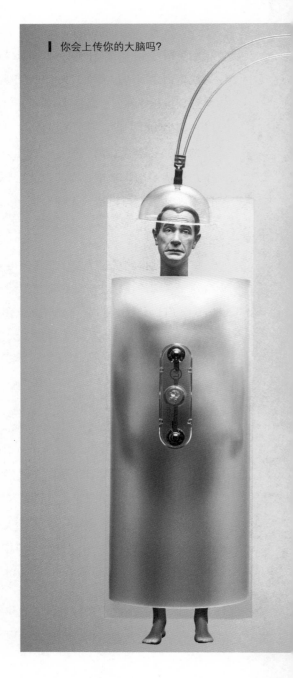

你会上传你的大脑吗？

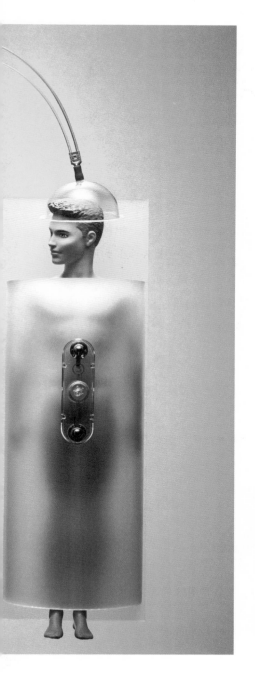

人造大脑的运行。

　　不久之后，科恩离开了波士顿大学。他来到欧洲最大的私营研究机构之一——西班牙 Fatronik-Tecnalia[①]研究中心担任神经工程学研究主任，但他在这里并不顺心。"他们并不冒任何风险，也不是真正关心与发展全脑模拟有关的未来。知道这些后，我就对这份工作丧失了兴趣。"他说。于是，2010 年他搬到了硅谷，担任 Halcyon Molecular 公司[②]分析业务主管。这是一家纳米技术公司，获得了贝宝[③]联合创始人彼得·蒂尔（Peter Thiel）和埃隆·马斯克（Elon Musk）等投资人的2000 万美元融资。尽管这家公司的主要目标是开发低成本的 DNA 测序工具，但是投资人对科恩的目标也表示了支

① Fatronik-Tecnalia，是一家通过创新来推动企业成功的研究中心。
② Halcyon Molecular 是一家致力于研发 DNA 测序技术的生物技术公司，成立于 2008 年。
③ 贝宝（PayPal），全称 PayPal Holdings, Inc. 是一种国际贸易支付工具，即时支付，即刻到账，也是美国 eBay 公司的全资子公司。

持，并保证给予他足够的时间从事全脑模拟研究。

2012年，这家公司突然破产。此时，科恩创立了"复写副本"（CarbonCopies.org），这个网站如今已经成为意识上传忠粉们的门户平台。他四处奔波拓展人脉，争取到了俄罗斯互联网业大亨迪米特里·伊茨科夫（Dimitry Itskov）的投资。伊茨科夫希望能把自己的意识上传到"先进的人造载体"上，并认可全脑模拟是实现这一目标的重要一步。

"我们需要提供一个基础平台，让人们能严肃地看待全脑模拟这一全新理念。"科恩在他的卧室兼办公室里对来访的皮奥里说。他在电脑屏幕上打开一张饼状图，这张图用不同色彩标记，由许多互相叠压的圆形组成，圆形的内部满是人名及其社会关系，每个圆形都被分成数个扇形，用来表示不同的研发目标。"这些人的研发目标和我的目标略有相关。"他指着最靠外的圆形说，然后又指着靠里的较小圆形，"这些是全力研究大脑模拟的人。"

"未来能够推进全脑模拟技术发展的主流神经学家和相关人士都在这张图里了。"他说。这些人并不是超人类主义者——后者在他的眼里"不够严谨"。虽然从哲学角度上来说，这些研究人员的目标与超人类主义者相距甚远，但这并不妨碍他们投入相关的研究。

距离上传大脑还有多远

如今，实现上传大脑所需的各个支柱领域，都已成为非常活跃的神经学研究热点。但是这些领域的大热却是出于与上传大脑完全无关的因素：了解大脑的结构和功能，可以帮助医生治疗某些最危险的疾病。

哈佛大学神经生物学家杰夫·利奇曼（Jeff Lichtman）领导了一个研

| 延伸阅读 |

经图像化处理的脑连接组

人类的大脑由近千亿个神经细胞组成，这些神经细胞通过突触相互连接，共同执行性格、记忆等信息编码任务。哈佛脑科学中心的科学家们开发了一种称为"脑虹"（Brainbow）的技术，以精细描绘这一复杂神经线路的图谱。

研究小组改变了脑细胞的基因结构，从而随机表达可产生荧光的蛋白质，因此每个实验鼠海马体神经细胞都会呈现出不同的色彩。研究人员随后使用光学显微镜对细胞进行扫描。

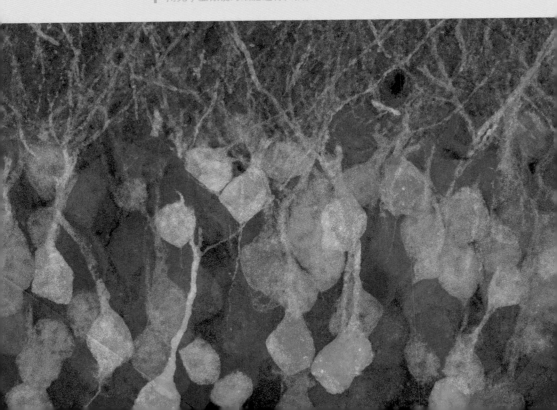

究小组，他们在绘制"神经连接组"（Connectome），即描述大脑结构的详细图谱。他们的研究对象是由数万亿个传递电化学信号的轴突、树突和突触组成的神经网络。利奇曼的目的是了解人的感受在大脑结构最基本的层次上如何实现。为此，他使用了根据上传大脑倡导者肯尼思·海沃思（Kenneth Hayworth）的创意而制成的一套设备。海沃思曾经在利奇曼的实验室进修博士后。这套设备可将实验鼠的大脑组织切成极薄的薄片，并将切下的薄片按顺序收集在卷带上，再用电子显微镜扫描卷带上的大脑薄片，然后就可以在计算机上进行观察了，一帧帧连续播放就像看电影胶片一样。

在一帧帧地追踪丝状延伸的单个神经细胞时，利奇曼和他的团队发现了一些有趣的现象。"我们注意到，如果一个轴突和树突形成突触，我们继续追踪这个轴突，就会看到它和同一个树突生成另一个突触。"

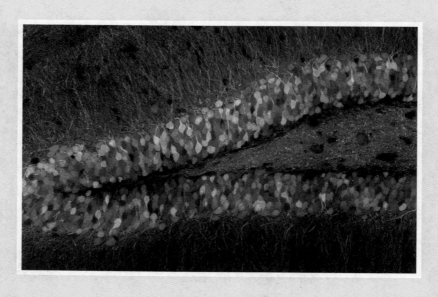

海马体内沿齿状回的神经细胞对于产生记忆非常重要。"实际上，你所学到的每件事物、你生命中的所有场景都会经过海马体。"哈佛大学神经生物学家利奇曼说。

他说，"即便周围有八九十个树突，这个轴突仍然会选择同一个树突。这种规律以前有没有人知道？没有！这意味着突触的生成并不是随机无序的。"

利奇曼说，他于2009年刚开始这项研究时，相关技术还非常落后，绘制1立方毫米脑组织（相当于实验小鼠大脑容积的千分之一，或人类大脑的百万分之一）的图谱需要长达数百年的时间。而到2014年，他绘制完1立方毫米脑组织的图谱只需要几年。2014年夏天，一台新式电子显微镜投入使用后，上述时间缩短为几周。他说，如果能大量使用这种设备，就有望在可预见的时间内完成人脑图谱的绘制。

与此同时，其他实验室的科学家也在干劲十足地绘制大脑神经功能图谱。2013年，时任美国总统奥巴马启动了"BRAIN计划①"，初期投资

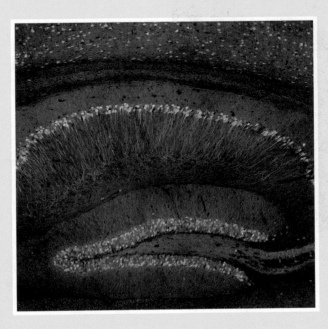

位于本图上部的大脑皮层也负责存储记忆并控制意识活动，例如运动技巧和视觉。通过将高清晰图像堆叠生成三维数据集，科学家能够跟踪脑细胞，从而揭示脑细胞之间的连接关系。

1亿美元。许多人预计，该计划的投资总额将超过人类基因组解码工程的38亿美元。哥伦比亚大学神经学家拉斐尔·尤斯蒂（Rafael Yuste）提出的一种大规模脑活动图谱的概念，是BRAIN计划的灵感源泉。尤斯

蒂用了20年的时间来开发研究神经冲动激发与抑制机制的工具。他把脑神经网络比作道路，把神经冲动比作道路上的车流。他认为，研究神经元如何在神经回路中激发神经冲动，以及神经回路如何相互作用，不仅有助于明确精神分裂症、自闭症等精神疾病的真正起因，还有可能揭开更多谜团。尤斯蒂猜测，人的不同个性源自大脑活动所产生的不同"车流"。"我们的头颅内没有秘密，"他说，"一切不过是神经元激发的神经冲动而已。"

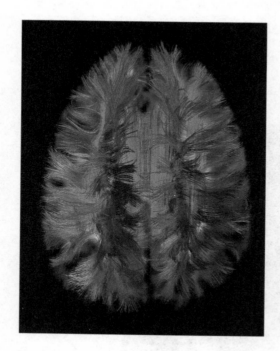

我们的头颅内没有秘密。

为了开展对神经元电脉冲的研究，科学家需要记录单个神经元的活动，但这一努力却受到了微加工技术的限制。

神经工程专家埃德·博伊登（Ed Boyden）正在麻省理工学院的实验室里研发元件密度超过当前水平 100 倍的电极阵列。与此同时，加州大学伯克利分校的一个研究团队发布了一种称为"神经微尘"（Neural Dust）的纳米粒子概念，他们计划未来把这种粒子植入人类大脑皮层内作为全新的无线脑机接口。

上述种种研究，其实都是另一个野心勃勃的政府计划的前奏，那就是欧盟提出的"人类大脑计划①"。在 12 亿欧元雄厚资金和 130 个研究机构的助力下，这项计划致力于用超级计算机模拟大脑，该模拟将整合科学界当前对大脑的所有了解。

① 人类大脑计划：全称 Human Brain Project，简称 HBP。2013 年，欧盟委员会正式宣布，人类大脑计划被选为未来新兴技术（FET）旗舰计划的两个项目之一。

所有这些进展都让科恩兴奋不已，但是最让他欢欣鼓舞的却是目前已经完成动物测试的大脑模拟技术。2011 年，来自美国南加州大学和维克森林大学的联合研究小组成功制成了世界首个人造神经植入物，植入物发出的电信号引发了实验鼠的反应，而这种反应和它们自身大脑发出的信号所引起的反应没有太大区别。"我们已经能够解析海马体内特定目标的'神经密码'——神经冲动的激发规律。"该项目负责人西奥多·伯杰（Theodore Berger）教授说，"这是一项重大突破。"

目前，科学家认为，长期记忆涉及海马体内的两个脑区。在这两个脑区，神经电信号首先被转换为全新的序列，再传送至大脑的其他部分。伯杰的研究小组训练实验鼠完成记忆实验，记录实验鼠海马体的输入—输出信号，并使用可编程电脑芯片对实验进行模拟。当他们破坏了实验鼠海马体的一层结构后，发现实验鼠再也无法完成记忆实验了。在给它们安装了神经植入物后，它们又恢复了记忆能力。

之后，伯杰和他的研究小组又成功模拟了灵长类动物的海马体和前额叶皮质内其他神经元组的活动。他说，下一步将针对更为复杂的记忆和行为进行重复实验。为此，研究人员开始将植入物用于人类癫痫患者的治疗实验（患者事前已经接受外科手术，切除了海马体内与癫痫有关的区域）。

"伯杰的实验表明，理论上你可以选择任何未知神经回路进行研究，并采用某种装置替代它。"科恩说，"其实整个大脑就是很多很多个神经回路组合在一起。"

| 延伸阅读 |

科幻史上的意识移植

1929
《世界、众生和恶魔》(The World, the Flesh, the Devil)
一部吸引了一代又一代未来主义者的小说。作者 J.D. 博纳尔预测，人类有朝一日将摆脱肉体实现永生，甚至可以用人造部件替换脑细胞。

1956
《城市与群星》(The City and the Stars)
据作者阿瑟·克拉克描述，在距今 10 亿年后的狄亚斯帕城，一台中央计算机为循环生存的市民制造躯体，并能保存两次生命之间的意识。

1962
《人形机器人的诞生》(The Creation of the Humanoids)
想知道你的朋友是不是一个上传了意识的人形机器人，就要在凌晨 4 点的机器人神庙外蹲点——这时人类意识将"关闭"1 个小时，此时，人形机器人要每日一次对其总部朝拜。

超越躯体实现人类进化

那天下午，皮奥里和科恩驱车前往一个办公园区，这里距离旧金山50公里。他们走进一座灯光昏暗的灰泥外墙小楼，墙上贴着几张海报，画面背景是阿尔卑斯山和热带地区的日落照片，上面印着"专注""想象力"等字眼。

盖伊·帕耶（Guy Paillet）很快来到会议室加入了他们的讨论。这是一位头发花白的前 IBM 公司工程师，有着一口浓重的法国口音。他性情开朗，有点像圣诞老人。帕耶的团队发明了一种基于大脑架构的节能计算机芯片，正是这一成就使他们被列入了科恩的关系图。科恩请他介绍

《星际迷航》（*Star Trek*） | 1966

"进取号"上的一名失恋护士以能量形式和柯克船长共同抵达 EXO III 星球寻找未婚夫。他在被霜冻之后变成疯狂科学家，并化身为机器人。

《2001 太空漫游》
（*2001 : A Space Odyssey*） | 1968

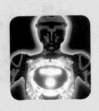

电影最后，任务驾驶员戴维·鲍曼跨越时空化身成一个胎儿，笼罩在一个光球中。这个场景正是科幻作家阿瑟·克拉克在同名小说里对"意识上传"的隐喻。

《创》（*Tron*） | 1982

狡诈的反派不仅抄袭了主人公设计的电子游戏，还用一束实验激光将主人公数字化后困进了游戏里。

一下项目的进展。

　　帕耶介绍说，他正在法国南部谈判收购一家陷入财务困境的计算机芯片厂。他问科恩是否愿意担任一个有关项目的科技顾问，甚至筹款人。科恩听得有些不耐烦了，打断他说："你想进入芯片代工行业，是吧？恰好加州大学伯克利分校的人在考虑开发新的脑机接口。如果他们做出了原型，你能不能考虑……"

　　"这个主意太好了！"还没等科恩问他是不是愿意为他们的装置做代工，帕耶就迫不及待地回答道。两人一拍即合。

　　驱车离开停车场的时候，科恩仍然难掩兴奋。作为一名旁观者，皮

1989

《星际迷航：下一代》(*Star Trek : The Next Generation*)
一位得了不治之症的科学家和人形机器人"数据"讨论《绿野仙踪》中没有心的铁皮人，获得了"数据"的同情，随后他把自己的意识上传到"数据"体内。

1992

《雷霆穿梭人》(*Freejack*)
一位将死的财团老板将自己的意识储存在"精神交换机"里，他雇了两个佣兵穿越回过去，去抢夺一个必死的年轻人的身体，以实现复活。

2000

《第六日》(*The 6th Day*)
在未来，眼睛扫描仪能复制大脑中的内容并传到克隆躯体内。阿诺·施瓦辛格回家后，发现他的克隆体已经登堂入室和他的家人生活在一起。他后来雇佣克隆体摧毁了克隆中心。

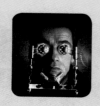

奥里充分了解了科恩的工作内容。"这就是我的路子，"科恩说，"我已经了解了很多实验室和科研人员的情况，他们各有各的研究目标。"他接下来要做的就是找出那些能够促进上传大脑的研究团队，然后帮助他们向前推进，不管那些研究者是否主动向他寻求帮助。

当然，有许多科学家很愿意和科恩谈谈，甚至与他合作。2013 年春天，麻省理工学院、哈佛大学、杜克大学、南加州大学等高校的一些科学家来到纽约林肯中心，参加科恩和俄罗斯大亨伊茨科夫共同组织的两日会议。这次名为"地球未来 2045"（Global Future 2045）的会议，讨论了 2045 年前将人类意识"转移"到虚拟躯体中的技术挑战和应用前景。

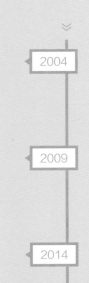

《太空堡垒卡拉狄加》
（Battlestar Galactica） 2004

对于生化人"赛隆"的成员来说，在战斗中阵亡是小事一桩。他们的大脑都有备份，一旦躯体出现问题，就能随时把意识上传到新躯体内。

《阿凡达》（Avatar） 2009

一名下肢瘫痪的士兵通过一种心灵感应装置，远程控制着人造躯体，潜入一个身高 3 米、蓝色皮肤的外星种族。电影的最后，这名士兵随同外星种族将记忆上传到外星神经网络之中。

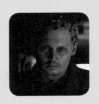

《超验骇客》（Transcendence） 2014

人工智能研究专家在被人暗杀时被迫把意识上传到一台超级计算机中，他的人性在上传后发生了转变。

然而，后来部分参会者却与这次会议宣扬的"心智结合科技"理念分道扬镳。"我们想寻找拥有雄厚资金的人，他们有能力干大事，并会向重要项目投资，"在伯克利从事"神经微尘"研究的神经学家乔斯·卡门纳（Jose Carmena）说，"但这不意味着双方的目标完全一致。在项目进展过程中，我们可能有相似的目标，比如监测尽可能多的神经元，我们都想了解大脑。他们也需要先了解大脑，然后才能把大脑上传到计算机。"

　　有很多科研人员和卡门纳一样选择了与这一概念划清界限。某些人甚至担心他们对上传大脑的技术合理性的认同，无论措辞多么谨慎，都可能被误认为是对它本身的认可。"了解大脑和制造大脑之间，还有着巨大的鸿沟。"尤斯蒂说，"我们对许多东西或多或少有一定了解，但是却无法制造它们。"例如，实体的大脑可能是必需的，他解释说："或者，大脑运作机制可能存在类似量子物理的随机过程，因此我们无法实现对大脑的复制。"

　　哈佛大学的利奇曼则对上传大脑的设想持较乐观的态度。"我估计他们也不用发现什么新的物理定律才能实现复制大脑，"他说，"这个设想并非天方夜谭。尽管它仍然是一个科幻概念，但是对我来说制造硅材质的大脑已经不是一个疯狂的想法了。"实际上，他认为这场运动已经推进了神经科学的发展，他也希望海沃思能够获得成功——不奢望他们能实现长生不老，而是着眼于他们的研究能够促进大脑功能障碍症的治疗。

　　海沃思是霍华德·休斯医学研究所（Howard Hughes Medical Institute）的资深科学家。作为神经连接组研究的领头人，他正在开发一项新技术，即以远高于目前的效率精确绘制脑组织图谱。此外，他还组建了"大脑保存基金会"（Brain Preservation Foundation），奖励那些能够延长大脑保存时间的创新发明。"我知道这是一个有争议的话题，"他说，"现在只有很少数的科研机构愿意从事这方面的研究。希望以后能有更多的人参与进来。"

与此同时，对于上传大脑倡议者的目标，许多科学家都感到困惑：这么做到底有什么意义？正如利奇曼指出的，在计算机代码中永生，大概会是一种极为无聊的永生。

皮奥里问过斯特劳特讨论组早期成员之一托德·赫夫曼（Todd Huffman）一个问题：所有这些研究归根到底，难道就是为了获得永生吗？赫夫曼的公司获得了一项风险投资，用以开发自动化大脑切片及成像技术。皮奥里和科恩造访他的公司时，他没穿鞋，脚趾上还涂着粉红色指甲油，留着浓密的大胡子，顶着染了色的莫西干发型。"你这是以极度利己主义和个人主义色彩的方式看待这些研究。"他答道。

"我们可以通过研究人的大脑结构，了解人类历史和人的本质。如果我们能像玩乐高积木一样，搭建并了解人类的创造性、驱动力和认知能力，"赫夫曼说，"我们将人最本质的东西转移到另一个载体上，然后完成人类个体所无法企及的壮举。我们希望人类能继续进化。"

科恩也认为，上传大脑是一项事关人类进化的计划，目的在于使人类能够摆脱污染严重的地球，实现有机躯体不可能实现的解放。"例如，航行到与太阳近在咫尺的地方是什么感觉？"他带着憧憬的神情说，"我做这件事情的原因在于，我感兴趣的不仅是探索身边的世界，我的终极目标是探索宇宙。我们目前的意识载体——生物学躯体，把我们局限在一个极端有限的空间和时间夹缝里。但是，如果我们能突破局限，就能去做目前我们想都不敢想的事情。"🧠

大脑啊，你都是水

你的大脑简单来说就是一团糊糊：主要是脂肪和水，还有一丁点的锌和硫等化合物。这些物质大多数在厨房里就能找到，但是将这些成分混合在一起就可以得到神经元、神经递质等，让你的大脑发出高速的电信号。这些神经元组合起来，形成极其复杂的结构，容纳一切思考活动、感受和行为。构成大脑的是非常平凡的物质，但却是世界上最不平凡的事物。

1

神经科学家估计人脑可以容纳大约 1PB 的数据。它的存储量如此巨大，相当于 100 万块 1GB 的 U 盘。人类的大脑几乎可以完成詹姆斯·卡梅隆的奇幻影片《阿凡达》的渲染任务。

2%

我们的大脑比其他器官消耗更多的能量，但大脑的质量只占我们体重的 2%。这个数字听起来很小，但与大多数物种相比，则是一个惊人的负担。即使是我们的近亲黑猩猩，大脑也只占体重的 0.8%。

52

1909 年，德国神经学家科比尼安·布洛德曼（Korbinian Brodmann）通过人脑染色切片给人脑划分区域，并分出不同的细胞类型，将人脑分为 52 个部分。如今，在讨论人脑构成时，科学家仍然将这种分区法作为一种通用语言。

潮湿的大脑

水在人脑中占据了 75% 的质量。大脑的平均质量约为 1.36 千克，只有不到 220 克的质量属于脂肪，但是没听说过有谁能通过减肥把脑子练得更"瘦"。

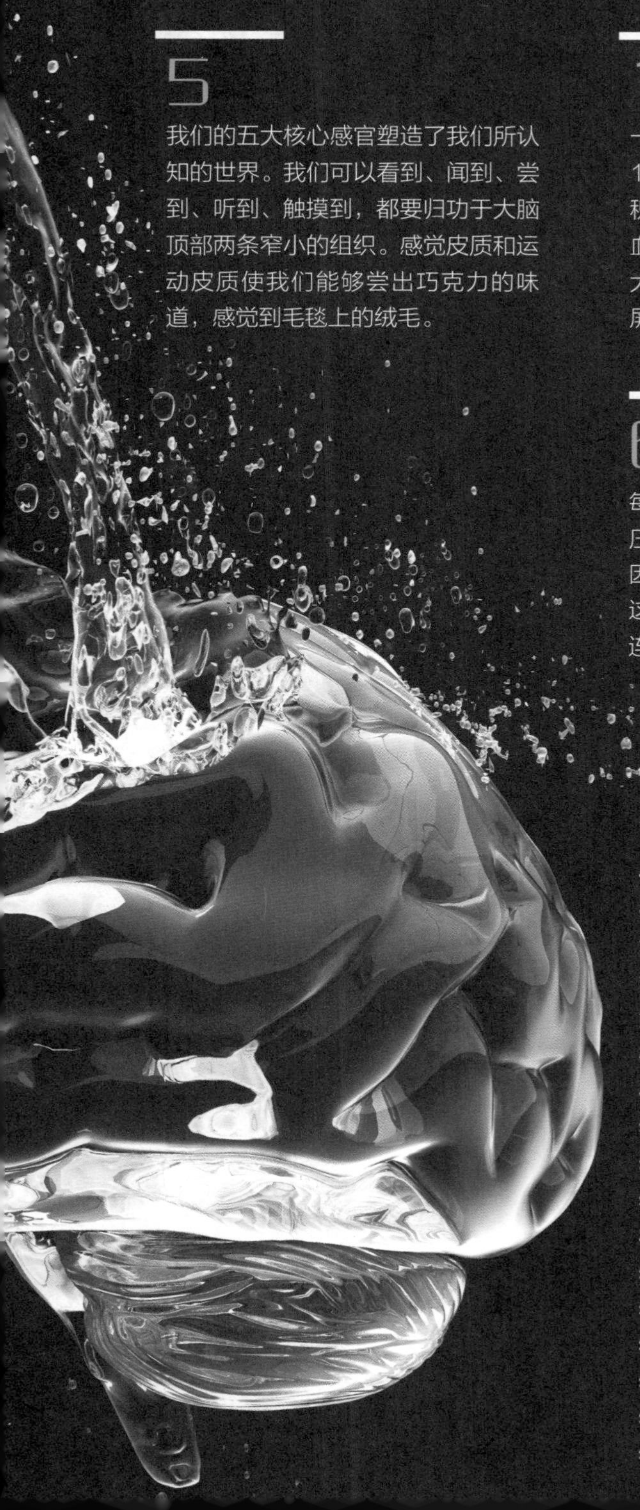

5

我们的五大核心感官塑造了我们所认知的世界。我们可以看到、闻到、尝到、听到、触摸到，都要归功于大脑顶部两条窄小的组织。感觉皮质和运动皮质使我们能够尝出巧克力的味道，感觉到毛毯上的绒毛。

150

一个健康成年人的大脑血管中约有150 毫升血液，还不到半听可乐的体积，却能为你最重要的器官供氧。脑血管内紧密排列的细胞可阻止血液与大脑本身发生相互作用，这就是血脑屏障。

60 亿

每个神经元都含有约 0.07 伏特的电压。人脑中约有 860 亿个神经元，因此大脑中积累的电压约为 60 亿伏。这如同把 4.777 亿块汽车电池同时连接到你的头部。

大脑中
各种元素的含量

碳：185.5 克

氢：108.8 克

氮：95.3 克

氧：884.5 克

硫：微量

磷：微量

钴：微量

铁：微量

铷：一星

硒：半点

锌：些微

铬：少许

银：一点点

铯：一丢丢

锑：微量

钪：微量

意外天才
突然拥有的超能力

脑损伤对绝大多数人来说都意味着灾难，但也有极少数人在遭到脑损伤之后，在某些方面表现出了超乎常人的天分。科学家能挖掘出这种现象背后的机理，让每个人都变成天才吗？

突如其来的天赋

德里克·阿马托（Derek Amato）站在游泳池的浅水区，他的同伴正躺在按摩池里放松。阿马托让同伴把球扔给自己。看到同伴抛向空中的球，他双手张开，高高跃起。阿马托已在心里计算好了，自己接住球之后，肩膀会先落入水面，然后他便顺势滑入水中。但是，这一次阿马托失算了。皮球表面擦过他的手指，他没能接住球，头部却重重地撞在了游泳池的水泥墙上。后来他回忆当时的感觉，说自己的头就像爆炸了似的。他挣扎着浮出水面，耳朵里流出的血顺着面颊流了下来。他用手在头上抹了几把，然后，倒在了两位好友比尔·彼特森（Bill Peterson）和里克·斯特姆（Rick Sturm）的怀里。

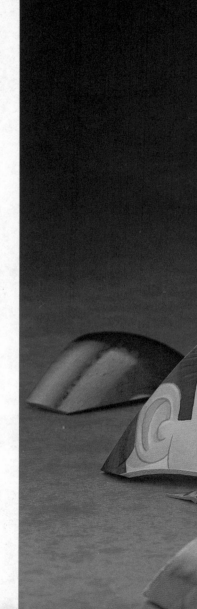

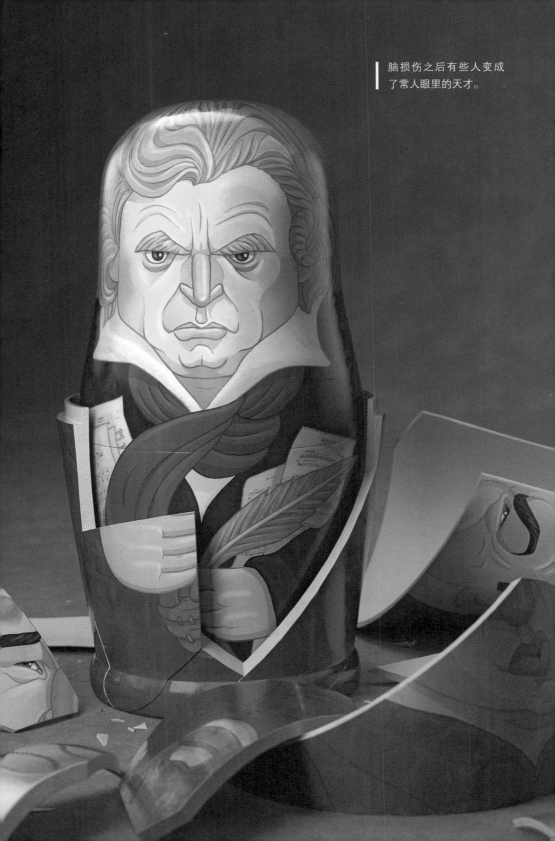

脑损伤之后有些人变成
了常人眼里的天才。

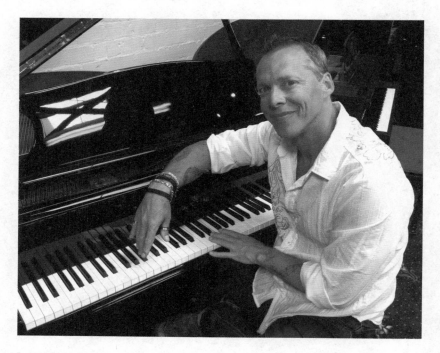

震出来的音乐家

一场事故让德里克·阿马托患上了严重的脑震荡，但是同时也为他带来了弹奏钢琴的惊人技巧。一种理论认为，之所以会出现这种情况是因为他大脑中的神经元出现了重组，使得他能够获取大脑中对音乐的记忆。另一种理论则认为，这是由于大脑不再过滤感官输入的信息，使得他能够听到独立的音符而不是乐曲。

　　这件事发生在 2006 年，当时 39 岁的阿马托是一名销售讲师，刚刚从自己生活的科罗拉多州回到家乡南达科他州的苏福尔斯。当两位高中密友将他送到他父母家时，他已经处于神志不清的状态了。他坚持说自己是一名职业棒球运动员，还说自己已经耽误了在菲尼克斯进行的春季训练。母亲赶紧带他去医院看急诊，医生诊断他受到了严重的脑震荡。在接受治疗后，阿马托被送回父母家，医生告诉家人每隔几个小时就要唤醒他一次。

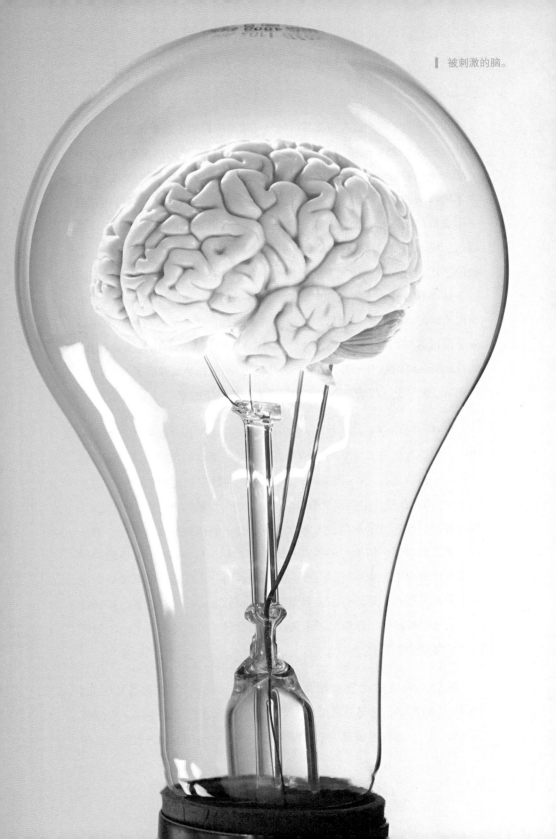

被刺激的脑。

几个星期之后，这次脑震荡给阿马托带来的影响才完全显现出来：一只耳朵丧失了 35% 的听力，频繁头痛和失忆。最严重的后果在事故发生 4 天后就已显现出来。这天晚上，阿马托迷迷糊糊地从睡梦中醒来，直接去了斯特姆的家。他俩坐在斯特姆的临时音乐室里聊天时，阿马托看到一个廉价的电子琴，他想都没想就站起来，径直走到电子琴前坐下。之前他从没学过弹钢琴，在这方面也从未表现出任何爱好和天赋。而现在，他的手指凭直觉就能找到正确的按键，自如地在按键上跳动，跨越不同的音区弹奏各种高难度的和声。美妙的音乐如水银泻地一般从键盘上流淌出来，时而高亢，时而低沉，在空气中回旋，就仿佛阿马托是个在音乐上浸淫多年的专业演奏家一样。当阿马托停止弹奏、抬起头的时候，他看到斯特姆的眼中充满了泪水。这天晚上，阿马托足足弹奏了 6 个小时，直到第二天早上才带着难以置信的感觉离开斯特姆的家。

　　阿马托回到家后，便在搜索栏中输入"天才"和"脑外伤"两个关键词，想为在他身上发生的事情寻求解释，结果令他目瞪口呆。他看到了托尼·西科里拉（Tony Cicoria）的故事：西科里拉是纽约州的一名整形外科医生，他站在电话亭里给母亲打电话的时候被闪电击中。从此之后，西科里拉突然迷上了钢琴，无师自通地学会了创作和演奏钢琴曲。类似的故事还有很多。例如，奥兰多·瑟雷尔（Orlando Serrell）10 岁的时候头部被棒球击中，从那以后只要人们随便说出一个日期，他都能立即说出那天是星期几；阿朗佐·克莱蒙斯（Alonzo Clemons）在 3 岁时摔倒过一次，从那时候起，他患上了永久性认知障碍，却意外变成了一个制作复杂动物雕塑的天才。

　　最后，阿马托在搜索结果中看到了戴罗德·特雷福特（Darold Treffert）的名字，这是一位世界知名的"脑伤天才"研究专家。所谓的"脑伤天才"，专业术语是"学者综合征"（Savant Syndrome）患者。这些人都受到过意外精神损伤，但随后都在某一方面表现出远超常人的能力。于是阿马托给特雷福特写了一封电子邮件，很快他就收到了回信。当时，特雷福特已经从威斯康星大学医学院退休，他诊断阿马托患上了"后天性学者综合征"。在大约 30 例已知病例中，都是普通人遭受了脑损伤，之后突然发展出超人一般的新技能：超人的艺术天分，难以置信的数学运算才能，或者是过目不忘的记忆能力。其中一个病例是一名高中生在路上被抢劫者重击了后脑，在那之后，他成为世界上唯一一个能绘制复杂的分形几何学图案的人。此外，他还声称自己发现了圆周率计算中的一个错误。在另一

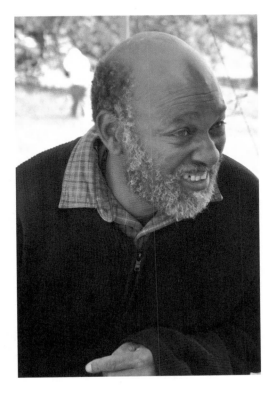

速成雕塑家
在幼年时遭受了严重的脑损伤之后，阿朗佐·克莱蒙斯立即开始以惊人的精度和速度雕刻动物。他被认为是那种罕见的超级天才——他的技巧令任何正常人都望尘莫及。

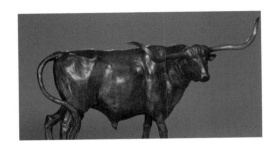

个病例中，同样是头部遭到重击，一个温文尔雅的按摩师竟然变成了著名的艺术家，他的作品被刊登在了《纽约客》上，在画展上他的每幅作品都能卖到几千美元。

科学家还不清楚导致"后天性学者综合征"的神经学机理，但随着互联网的发展，让阿马托这样的人能够与学者综合征研究者更好地进行联系，大脑成像技术的升级让科学家有机会开始探索这种情况的神经机制。某些科学家甚至开始设计专门的实验，来研究是否存在这样一种可能性：我们每个人的体内都存在着天才的因素，只需被挖掘出来。

"意外天才"出现的原因

行为神经病学专家布鲁斯·米勒（Bruce Miller）是加州大学旧金山分校记忆与衰老研究中心的主管，他在这里为患有阿尔茨海默病和老年性精神病的患者进行治疗。在 20 世纪 90 年代中期的某一天，一名患者的儿子向米勒说起自己的父亲最近迷上了绘画，而且他父亲的绘画技巧会随着病情加重同步提高。很快，米勒发现在其他患者身上也有类似的现象，在神经疾病加重的同时，他们表现出了意想不到的新技能。这些患者大脑的语言、高级认知或社交相关的区域受到了损伤，而他们的艺术才能却在爆炸性地增长。

传统上认为，脑部疾病损伤会导致患者的特定能力丧失。例如，患上阿尔茨海默病的老年艺术家通常会丧失艺术才能。但米勒意识到自己正面对着一个截然相反的情况——学者综合征。他那些患者的表现与学者综合征患者有着很多相似之处：都经常不受控制地施展自己的特殊能力，同时他们都有语言和社会交往能力下降现象。米勒怀疑两者在神经学机制上也是相似的。科学家从未弄清学者综合征患者大脑的工作机理，

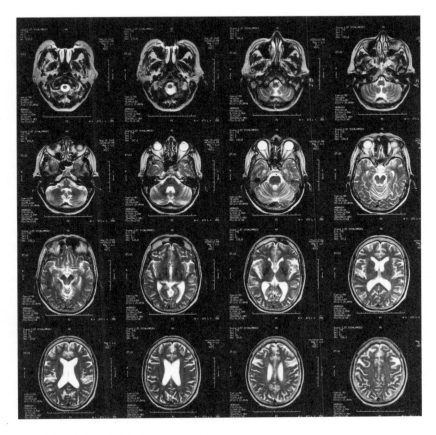

▍脑中的损伤怎么会引起才能的爆发呢？

因为每个案例的情况都会有所变化。但是，20 世纪 70 年代的研究就发现，在那些拥有惊人的艺术天分、数学才能和记忆能力的自闭症天才的大脑中，有左脑受损的情况。

"正常的天才"通常在非常小的时候就表现出了超出常人的能力，米勒决定在他们的左脑中找出导致这种差异的确切位置。他仔细分析了一名年仅 5 岁的自闭症天才的大脑扫描报告，这名记忆天才能够用玩具绘图板详细再现记忆中的复杂场景。

SPECT①成像检查表明，他左脑的前颞叶活跃程度反常的低，这和阿尔茨海默病患者的情况十分相似。

① SPECT（Single-Photon Emission Computed Tomography），单光子发射计算机断层成像。

绝大多数情况下，科学家认为大脑能力的增强是神经可塑性（Neuroplasticity）导致的，简单理解就是学习新技能时人们会逐渐用到更多的大脑皮层，随之技能因练习而提高。"正常的天才"和学者综合征中存在着同样的情况。米勒提出了一种全新的假设，他认为部分脑损伤患者之所以会成为天才，是因为他们左脑中与逻辑、语言表达和理解有关的区域被疾病或意外损坏了，随着左脑功能的损坏，那些原本对右脑有抑制的因素消失了，于是与艺术、数学等有关的才能表现了出来。学者综合征表现出来的新技能，并不是因为大脑掌握了新技能，而是右脑中与创造性有关的区域获得了解放。

这个理论与其他神经病学专家的研究结果相吻合。神经病学专家发现了越来越多的案例，一些人的大脑损坏了，却意外获得了不可思议的好处，比如消除口吃。在实验中大脑损伤也出现了导致增加实验猴和实验鼠的记忆力，让失明的动物重见光明等意外作用的例子。负责激发和抑制的神经回路对健康大脑的正常运转都起着至关重要的作用。但是，在脑损伤症患者和部分学者综合征人群的大脑中，因为缺乏对创造力相关区域的抑制，这些人变得热衷艺术，并表现出无法控制的创造欲望。

"意外天才"的商业价值

事故发生几个星期后，阿马托的大脑失控了。他已无法控制自己的手指想要运动的渴望。他发现自己的手指常常不由自主地敲击节奏，即使在睡眠中，手指也会因在腿上敲击鼓点而惊醒自己。于是，他给自己买了一个电子琴。没买之前，他总是感到焦虑，总觉得有什么该做的事情没有做。现在有了琴键，能够坐下来弹奏，他的焦虑情绪立刻消失了，取而代之的是深深的宁静感。有时候他把自己关在房间里，一关就是两三天。这时，只有他和音乐，他尽情地释放自己的新才艺，并且尝试着理解自己演奏的乐曲，让音乐从自己的身体中向外倾泻。

事故还给阿马托带来了一些其他的影响，情况不太乐观。无论看什么东西，他总是能看到大量黑色和白色的方块在做圆周运动，就像自己的双眼被加上了滤镜。阿马托饱受头疼困扰，第一次头疼在事故发生三个星期之后出现，但是很快就发展到每天都要发作五次。每次头疼发作的时候，他都感觉自己的头好像被重击了一样，而且怕声、怕光。有一次，他倒在了浴室里。还有一次，他差点在沃尔玛超市里昏倒。

阿马托依然不了解他的身体究竟发生了什么。但是他能肯定的是，事故发生后，他得到了一份馈赠。这件礼物不仅使他感到愉悦，还让他迅速意识到，自己的新状况具有巨大的商业价值。

"学者综合征"患者的商业价值几乎是伴随着这类人群被注意到的同时出现的。19世纪，"盲人汤姆"（"Blind Tom"）成为世界级名人，他本是一名黑奴，后来成为美国最著名的钢琴演奏家之一。只要听过一遍曲子，他就能在钢琴上弹奏，任何音乐都不在话下。11岁时，他被邀请到白宫进行演奏。16岁时，他已名满天下。他一生总共赚到了75万余美元，这在当时可是一笔巨款。

随着影片《雨人》（*Rain Man*）上映，达斯汀·霍夫曼（Dustin Hofman）让数以百万计的人知道了"学者综合征"。在那之后，在某个方面天赋异禀的"学者"就成了各种电视节目上的常客。但他们在真人秀电视节目和通俗心理学课程中的露脸，不过是满足大众对自我完善的期待。

由按摩师华丽转身成为艺术家的乔恩·萨金（Jon Sarkin），不仅被《绅士季刊》（*Gentlemen's Quarterly*）和《名利场》（*Vanity Fair*）这样

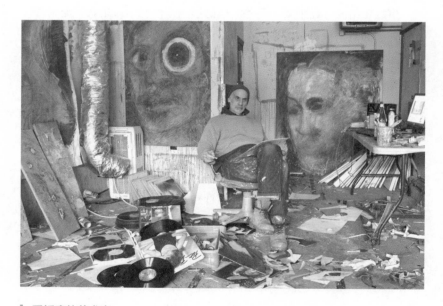

受折磨的艺术家
在经历了一次脑出血和中风之后，乔恩·萨金说与普通人相比，他看到的世界更加鲜活。尽管这位按摩师之前从未涉足艺术领域，但是却突然变得痴迷于绘画。"我之前从未画过任何东西。"他说，"但是8年前的一天，我的神经好像突然爆发了，从那之后，我突然开始能画出非常漂亮的作品。"

的杂志采访，同时还出版了自传，拍摄了电视纪录片。汤姆·克鲁斯（Tom Cruise）的制片公司买下了他生平故事改编的版权。萨金对此表示习以为常："说实话，媒体打电话过来，我连妻子都没告诉。这已经是生活的一部分了。"而能绘制复杂分形几何学图案的贾森·帕吉特（Jason Padgett），在登上《晚间报道》（*Nightline*）节目，又被杂志和报纸采访之后，也出版了自传。他常向记者抱怨经纪公司不允许他接受采访。"这让我有些沮

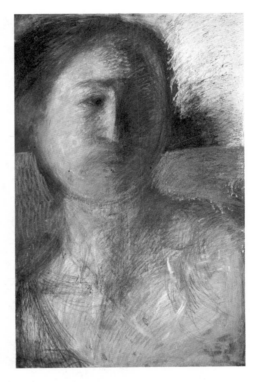

乔恩·萨金作品。

丧，"他说，"我很希望能和你们说说，但是他们不让我这样做。"

对阿马托来说，患上学者综合征简直就是获得了一生都在期待的机会。他的母亲之前总是说他会出人头地，他生来就是为了做一些超越常人的事情。但是高中毕业之后，阿马托做的都是不那么令人兴奋的工作：销售汽车、送快递、处理公共事务……

当然，他也曾经有过机会，但这些机会总是与他失之交臂。他曾经参加过电视真人秀节目《美国角斗士》（*American Gladiators*）的选拔，但在初赛阶段就被淘汰了。他曾经创办过一家体育管理咨询公司，处

理综合搏击选手的市场推广和代言，结果这家公司在 2001 年就破产了。

现在，他终于等到了新的机会。阿马托开始计划市场宣传攻势，他不仅要把自己宣传成一名艺术家、音乐家、钢琴师，还要把自己包装成一个英雄，用自己的故事激励大众。此外，他还有一个野心，一个在他成为艺术家之前就一直梦想的事情。对他来说，这件事的重要性超过一切，那就是参加真人秀节目《幸存者》（Survivor）。因此，当第一个采访者、

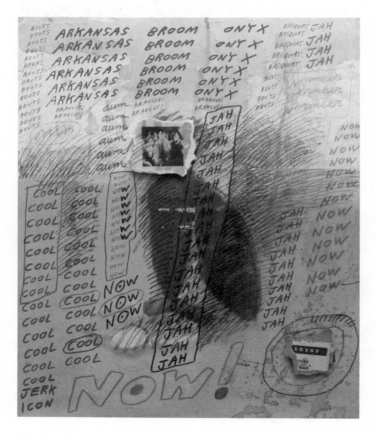

乔恩·萨金作品。

一个来自当地广播电台的记者给他打来电话的时候，他早已准备好要说什么了。

待开发的天赋

"学者综合征"这个现象被发现之后，很少有人比悉尼大学的神经科学家艾伦·斯奈德（Allan Snyder）对它更感兴趣。自 1999 年开始，斯奈德就将注意力集中在了学者综合征大脑功能的研究上。实际上，他要做的事情比很多神经科学家更进一步：他要让没有受到脑损伤的人也拥有超常的才能。

2012 年春天，斯奈德发表了一项研究成果，学术界认为这是他最有价值的工作。他和同事给 28 名志愿者出了一道几何难题，这道题已经有 50 年的历史了。题目是：有 3 乘 3 排列的九个点，如何用四条直线一笔将这九个点连在一起？参与的志愿者没有一个能解开这道题。之后，斯奈德的小组按照行为神经病专家米勒找出的脑损伤区域，用一种叫作"经颅直流电刺激法"（Transcranial Direct Current Stimulation）的技术暂时麻痹志愿者大脑的相同区域。这种非侵入技术被广泛应用于评估中风患者的脑损伤，它通过电极向头皮发送弱电流，对神经回路进行去极化或超极化，让神经信号传递速度大大减慢。在接受了处理后，参加试验的志愿者有 40% 解开了这个难题。作为对比，在对照组中，依然没有一个人解开难题。

斯奈德认为，这个实验支持了他的假设：学者综合征患者所表现出来的才能是本来就储存于大脑中的，在原本应该被抑制的大脑回路变得可以自由活动之后，这些才能被释放了出来。他坚信，左颞叶最重要的功能是过滤令人眼花缭乱的感官刺激，把它们梳理成我们能够理解的概

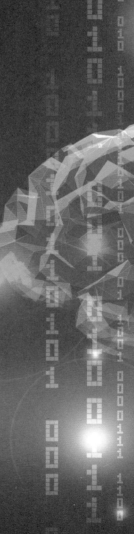

超人的记忆

无论是"意外天才"还是那些与生俱来的天才，都在某个方面拥有惊人的技能。但他们最大的共性是有惊人的记忆力。

金·皮克（Kim Peek）

作为影片《雨人》中主人公的原型，皮克能同时看两页书（两只眼睛各看一页），并能够过目不忘。他总共记住了超过 1.2 万本书的内容，让自己变成了一部活的百科全书。此外，他还能看一眼就算出电话簿中每一列数字的总和。他于 2009 年去世。

莱斯利·莱姆基（Leslie Lemke）

生下来就失明的莱姆克，智商只有 58。14 岁那年，父母带他看了一部电影，这部电影的背景音乐是柴可夫斯基钢琴协奏曲。几个小时后，被音乐声惊醒的母亲发现莱姆克正在弹奏这首曲子。莱姆克在全世界进行巡演，仅凭记忆就能弹奏数千首曲子。

丹尼尔·谭米特（Daniel Tammet）

谭米特能背诵圆周率到小数点后的第 22514 位，一个星期就能掌握一门新语言，并能进行速算。一名研究人员曾问他"37 的 4 次方是多少"，他张嘴就说出了答案 1874161。除对数字和日期敏感之外，他还对颜色和音调有着超人的直觉。

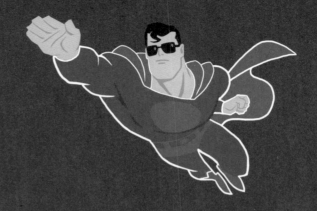

斯蒂芬·威尔特希尔（Stephen Wiltshire）

威尔特希尔是一名孤独症患者。8 岁的时候，他就开始绘画建筑物。成年之后，他仅凭记忆就能以惊人的精度绘制出各个城市的景象。2007 年，他用 15 分钟飞越了泰晤士河，然后根据这段时间看到的景象，绘制出了伦敦 18 平方千米范围内的街道、河流和建筑物，就连每栋建筑上窗户的位置和数量都分毫不差。

莱曼姐妹（Flolyman & Kay Lyman）

这对双胞胎"意外天才"能够说出任意一个日期是星期几，无论这一天是过去还是未来。她们还对自己经历的事情有着惊人的记忆力，能告诉你过去任意一天的晚餐她们吃的是什么，穿的什么衣服，天气如何，以及她们当天都干了什么。

吉姆·卡罗（Jim Carollo）

卡罗是一名"意外天才"，在数学方面有着惊人的能力。14 岁那年，他经历了一场车祸。几个月后，他在从未学习过的几何测试中取得了满分。尽管他从未学过三角法则，但后来他却通过了微积分考试。

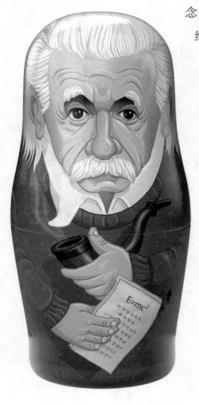

念。这些概念，或者是斯奈德所说的"思维定式"，让人们能辨认出一棵树，而不是将注意力集中在无数的树叶上；它们让人们能够认出一个单词，而不仅仅是组成单词的字母。他也好奇："假如我们看到的每一样东西都需要进行分析，需要从头进行梳理，那么这个世界会变成什么样子？"

对于"意外天才"们来说，由于他们大脑中的感知区域丧失了功能，因此他们能够"看到"原本藏在潜意识里很难被挖掘出来的感官信息。如果要解开前面提到的九个点的难题，志愿者必须将线延伸到这些点所围成的区域之外，而常人看到九个点时只会想到在这几个点上连线。"我们的大脑总是会做好预先准备，让我们能更快、更好地应对这个世界。"斯奈德说，"假如某种东西能让人绕开这些思维定式的束缚，它就会带来巨大的变化。"

包括特雷福特在内的很多同行专家都认为，斯奈德的实验结果非常吸引人。特雷福特在采访中表示："我对斯奈德之前的实验持怀疑态度。在那些实验中，他经常要求志愿者绘画。这种方法看上去主观性非常强，如何评价这些人画得好还是坏呢？但他近期的实验就客观多了，非常有价值。"

斯奈德认为，阿马托在音乐方面所展现出来的才能，进一步说明了这样一个事实：在每个人的体内都蕴藏着有待开发的潜能，可以通过正确的工具开发出来。普通人在听音乐的时候，关注的重点是美妙的乐曲。而对于阿马托来说，他听到的实际上是对音乐的"逐字"表达——单个的音符。米勒的阿尔茨海默病患者之所以会有超高的艺术技巧，是因为他们在绘画时看到了被一般的人脑所忽略的东西——烦琐的细节。

密苏里大学圣路易斯分校的神经学家、哲学教授贝丽特·博加德（Berit Brogaard）则认为，左脑抑制右脑的解释过于简单化了。她提出了另外一个理论：当大脑细胞死亡的时候，会释放出大量的神经递质，而这种强有力的化学物质也许能重新塑造大脑的某些部分，打开全新的神经通路。"我们的猜想是，大脑内原本存在我们可以获取的能力，"博加德说，"在正常情况下，我们的主观意识无法接触到它们，因此这些能力一直在沉睡。当大脑结构发生变化后，这些能力与主观意识有了直接连接。"

2012 年 8 月，博加德发表了一篇论文，介绍了她的团队对贾森·帕吉特大脑进行检测的结果。他们发现，帕吉特大脑的视觉皮质中，负责探测运动和物体边缘的区域都被损坏了，但是在顶叶皮质中，与数学和行动计划相关的区域却异常活跃。博加德表示，在帕吉特的案例中，异常活跃的大脑区域与受损的大脑区域相邻，这很好地说明了她的理论是正确的——受损区域死亡的脑细胞释放出了大量的神经递质，这些神经递质刺激了相邻的大脑区域，从而让它们超常活跃。

至于阿马托的案例，她认为是阿马托在高中的时候曾经学习过吉他，也参加过朋友的乐队，脑损伤将他这部分的音乐才能唤醒了。"很显然，他之前对音乐产生过兴趣，很可能他的大脑无意识中记住了某些东西。"她说，"他的大脑中储存着对音乐的记忆，只是他无法接触它们。那场事故引发了神经元的重组，让这些记忆进入了他的意识中。"博加德希望能在实验室中对自己的猜测进行验证。

"意外天才"的美国梦

　　天气晴好的一天，阿马托与他的美女经纪人梅洛迪·平克顿（Melody Pinkerton）一起爬上了洛杉矶圣莫尼卡的香格里拉酒店的顶层露台。他们站在高高的露台上，俯瞰脚下的栈桥伸入海中，太平洋海岸公路沿着海岸线蜿蜒伸展，景色十分美丽。平克顿紧挨着阿马托坐在沙发上，脸上挂着天真无邪的笑容，然后做了一些点头的动作。他们在配合拍摄，一个三人摄像小组要拍一组长镜头，用来给一档在好莱坞制作的女星真人秀节目试镜。平克顿曾经参加过真人秀节目，照片还登上过时尚杂志。假如节目真的能拍成，那么作为她的客户之一的阿马托将能经常在节目里亮相。

　　"我的生活彻底改变了，"阿马托说，"尽管我已经刻意放慢了节奏，但是仍然在以没有几个人能够理解的速度创作乐曲。贝多芬在鼎盛时期

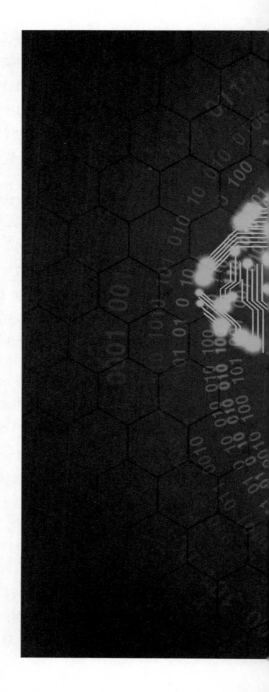

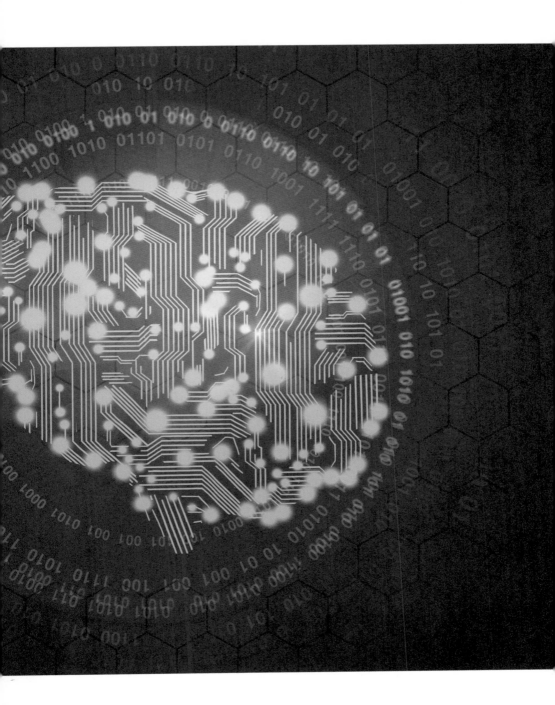

一年也只创作了 500 首乐曲，就已经被认为是超级杰出的大脑。而医生们告诉我，现在我一年已经创作出了 2500 首乐曲。你能发现，我确实有点忙。"

面对镜头，阿马托显得非常轻松，毫无压力。无疑，在真人秀节目中出现，将会把他的事业向前推进一步，虽然不会是非常大的一步。在过去几年里，阿马托已经登上过世界各地的报纸和电视节目，不断给自己造势。例如，接受探索频道《机灵的大脑》(Ingenious Minds)节目的采访，在美国广播公司播出的《新星》(NOVA)节目中露面，参加他的偶像杰夫·普罗布斯特(Jeff Probst)主持的脱口秀节目，等等。

他在音乐界的声望也随之水涨船高。2007 年，他发布了自己的第一张专辑。2008 年，他与著名的爵士摇滚吉他手斯坦利·乔丹(Stanley Jordan)一起，为新奥尔良市的数千名观众进行了演奏，并为一部日本纪录片制作背景音乐。但媒体对他的音乐，只能说是毁誉参半。有些评价很好，有些很一般，还有一些则不那么理想。他表示："这些不是特别重要。对我来说，目前最重要的事情是与其他音乐家一起工作。"

拍摄完视频，他们沿着圣莫尼卡的林荫道溜达着向一家日本料理餐馆走去，阿马托显现出了少有的高昂兴致。在餐桌上，他放声大笑，手臂随着餐厅的背景音乐大幅度摆动，还不时地用筷子在空气里戳来戳去，就像是在指挥乐队。

"来找我的有出版社，有演出商，还有慈善组织。"他说，"有电视台的记者，有摄影师，还有广告商人。我推掉了大量的采访和演出邀请，可人们还是在不停地拍我。我好像在经历超音速飞行，我愉悦地享受着旅程中的每一秒！"

阿马托从不掩饰自己对名声的渴望。他给记者邮寄大量的材料，在社交网络上与其他"意外天才"进行互动，并不断地更新自己的主页……他的这些行为甚至引起了某些专家的怀疑。

新墨西哥州立大学的神经学家雷克斯·荣格（Rex Jung）看到了阿马托为一项比赛进行代言的资料之后，对阿马托的表现产生了怀疑。荣格一直在研究创造力与外伤性脑损伤之间的联系，还曾经研究过擅长雕刻动物的"意外天才"阿朗佐·克莱蒙斯一段时间。他承认"意外天才"是存在的。但他指出，阿马托的身上并没有表现出"意外天才"应有的其他症状。

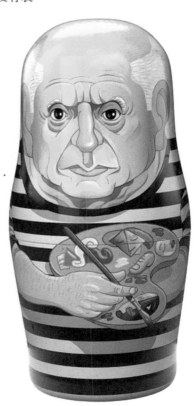

荣格表示，很多"意外天才"会表现出超常的计算和艺术才能，但是"这种超常是以其他身体机能降低为代价的"。例如，克莱蒙斯患有严重的发育障碍。荣格质疑道："因此，对于一个能自己系鞋带，能更新社交页面，并且还能频繁地进行商业活动来展示自己超凡才能的'意外天才'，我充满了怀疑。"

尽管没有办法确切地证明阿马托所说的是否真实，但很多科学家仍然愿意相信阿马托的诚实。梅奥诊所（Mayo Clinic）的神经科学家安德鲁·里夫斯（Andrew Reeves）曾经给阿马托的大脑进行检查，在检查生成的影像中能看到几个白点，里夫斯认为这些白点很可能是之前的事故造成的。

"我们知道这并不是什么特别有力的证据，"里夫斯说，"但是，阿马托对自己经历的描述与大脑的工作机理极其吻合，关于大脑中各个区域所负责的功能，我认为他不可能捏造这一切。"里夫斯认为，在某种程度上，出现在阿马托视野中的黑白色方块与大脑中控制运动系统的区域有关，表明在大脑中视觉和听觉区域产生了异常连接。

2012年秋天，阿马托和朋友驱车飞驰在洛杉矶的街道上的时候，他的朋友忽然意识到，阿马托在努力抓住事故带来的机会这件事里，淋漓尽致地体现着美国精神。年近四十，即将变成平庸的中年人的时候，阿马托抓住了这次机会，将自己从默默无闻的销售讲师变成了一个商业产品，他为那些有着更宏大梦想的人提供了一个活生生的榜样。特雷福特、斯奈德和博加德之所以满腔热情地讨论"意外天才"现象，是因为他们希望有朝一日能让每个人都开发出自己的潜能，而德里克·阿马托的出现则为这样一个美好的明天带来了一丝曙光。

两人在日落大道上停了下来，这里距离摇滚乐圣地罗西克剧院（Roxy）和蛇屋（Viper Room）只有几个街区。他们走进一家灯光昏暗的酒吧，酒吧中央放着一台大型钢琴，象牙色的按键闪闪发光。酒吧里的椅子还倒放在桌子上，不远处的厨房里传来盘子碰撞的清脆声音。这个酒吧还没开始接待顾客，只属于阿马托和他朋友两个人。

当阿马托在钢琴前坐下来的时候，他身上的不安和压力像被大雨冲刷掉了一样，全都消失不见了。他闭上眼睛，将脚放在了踏板上，开始演奏。慵懒的乐曲传了出来，充满了花哨的颤音，然后又突然转高。阿马托的手指在键盘上飞舞着，音节像瀑布一样流淌出来。这是一种紧凑且充满感情的音乐，比起日落大道中心某个灯光昏暗的酒吧，这种音乐更适合类似《乱世忠魂》（*From Here to Eternity*）影片中的浪漫高潮。但老实说，阿马托的音乐并不像"盲人汤姆"那种罕见的、伟大的天才演奏的乐曲那般打动人。对于"盲人汤姆"演奏的音乐，即使是那些经过多年训练的专业人士也会钦佩不已。但这些都不重要。这里有着情绪的表达、美妙的旋律和娴熟的技巧，既然这些东西能同时在阿马托的音乐中出现，谁又能说在我们这些人的体内没有潜藏着的巨大潜能呢？✿

大脑袋不一定有大智慧

研究人员过去认为，大脑与身体的质量比反映了智力的高低，因为这个数字显示了生物将多少能量分配给了大脑。但其实这个想法是完全错误的，还有其他更好的方法来衡量智慧，当然仍然没有完美的指标。下面这个大脑－身体质量比的排名让我们知道，我们对掌控自己思维的器官还知之甚少。

❶ 蚂蚁   1:7

蚂蚁集群思考是有原因的。每名"士兵"只有约 25 万个脑细胞，一整个蚁群才能媲美一个人体内的全部神经元。蚂蚁的大脑只有在与它们的微小身体相比时才显得巨大。大脑小到这种程度，却仍能思考。

❷ 树鼩   1:10

这个量级的比例可不只属于昆虫世界。高贵的树鼩拥有所有哺乳动物中最高的大脑－身体比例。尽管它的个头很小，它的大脑却占了体重的 10%。如果这些啮齿类动物比人聪明，它们肯定会保守这个秘密。

❸ 人类   1:40

科学家想让人类的智力居于所有动物顶端。他们认为，我们应该抛弃大脑－身体比例，用"脑化指数"（Encephalization Quotient）取而代之。脑化指数的值等于物种大脑质量与相同体型动物的平均脑质量的比值。人类脑化指数的值约为 7.4。

❹ 海豚   1:78

宽吻海豚的大脑－身体比例并不值得惊讶。它们在脑化指数方面表现很好，大约是相同体型其他动物的 4～5 倍。它们的智慧可能部分得益于纺锤形细胞，这种大型神经元可能是类人猿及少数其他物种能做出复杂行为的原因。

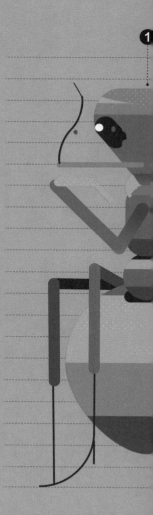

⑤ 狗   1:125

如果人类最好的朋友比它的野生表兄弟看起来更笨一些，那可能是因为同样体型的狼和狗相比，狗的大脑容量明显更小。我们已经把狗培育成永远长不大的小动物，所以狼可以自行捕猎，而狗则靠举止乖巧获得优待。

⑥ 大白鲨   1:2500

谣言说大白鲨的大脑只有核桃大小，但它实际有一个更大、更分散的脑部，呈Y形，长约60厘米。人类大脑–身体比例是大白鲨的62.5倍，但鲨鱼的大脑灰质似乎让它有了特技，例如嗅出海水中猎物的血腥味。

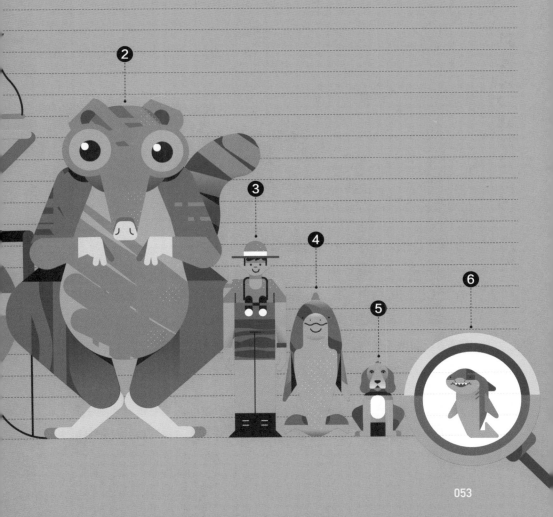

健脑有术
给你的脑子加点料

脑伤后成为"意外天才"的情况毕竟是极少数。想开发大脑，大脑训练似乎才是好办法，但神经学家仍不知道为什么它只能对部分人有效果，相关公司推出的训练手段究竟是提高认知能力的一种有效方法，还是又一个成功学的噱头？

锻炼大脑前景广阔

从巴尔的摩往南半小时的车程，有一个城郊办公园区，凯特·奥特曼（Kate Ortman）在那里举办了一场开放日活动。她是马里兰大脑训练公司（Brain Training of Maryland）的掌门人。这家公司致力于利用认知训练程序来提高大脑功能。

在开放日里，有不少对此好奇的人会来这家大脑训练公司参观。凯特的儿子格雷格·奥特曼（Greg Ortman）也是这个训练公司的一员。格雷格 27 岁，说话轻声细语。他当天向参观者演示了一套名为"互动节拍器"（Interactive Metronome）的设备。演示中，五颜六色的彩条在电脑屏幕上闪烁着，而他要做的就是跟着这些彩条的节奏打节拍。每演示一段时间，他就会停下来向参观者解释这款设备是如何帮他提高脑力的。

凯特的性格直爽、热情。她曾是一名生活教练，主要帮助那些患有注意力缺失症（Attention-Deficit Disorder）的年轻人。格雷格的哥哥丹尼

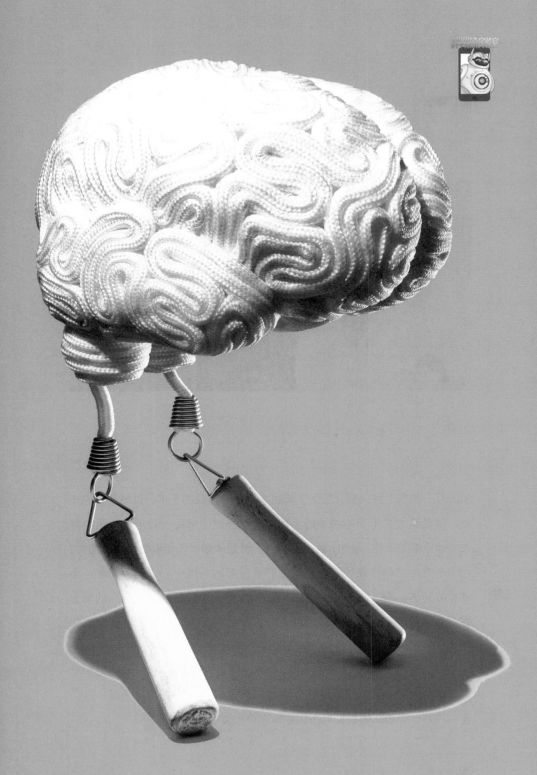

大脑训练真的有效吗?

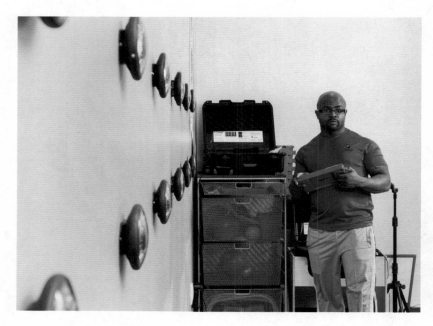

游戏开始
接受大脑训练后格雷格重返校园和工作岗位。

尔患有一种先天性疾病，接受了长达 9 个小时的脑部手术，以缓解颅内压力，但是这个手术影响到他的小脑。为了照顾手术后的丹尼尔，凯特辞去了她原本的工作。最初，她是在网上了解到认知训练能够提高小脑能力，有助于丹尼尔的恢复。但是距离他们家最近的训练中心，也要开车一小时才能到达，而丹尼尔只要待在车里超过 30 分钟，就会感到剧烈的偏头疼。为了帮助儿子恢复健康，她凭借着自己的努力，攻下了认知训练课程，拿到了两个主要训练"互动节拍器"和"综合听力系统"（Integrated Listening Systems，简称 iLs）的资格证。随着时间的推移，她逐渐扩展了自己的业务。从"江湖郎中"起步，到最后创办了自己的公司，她一直在致力于帮助那些有脑损伤病症的客户积极恢复。

长久以来，很多企业都将目光投向了据称能提高大脑功能的电脑游戏或软件。在这些程序中，Lumosity[①]的名气最大，这要感谢铺天盖地的广告将其捧成了"提高记忆力和大脑处理能力的首选在线工具"。此外，还有BrainHQ[②]。新英格兰爱国者橄榄球队的明星、四分卫

① Lumosity，一款练脑程序。
② BrainHQ，另一款大脑训练程序。

汤姆·布雷迪（Tom Brady）曾拍着胸脯说，BrainHQ帮助他在比赛日保持头脑的清醒。大脑训练产品的逻辑是这样的：通过锻炼，人们能够降低脑部疾病带来的影响，帮助伤后恢复，遏制老年人脑功能不断衰退的趋势，或者提高健康人的思考能力。

这些大脑训练理论都基于科学界所说的"远迁移"（Far Transfer），即

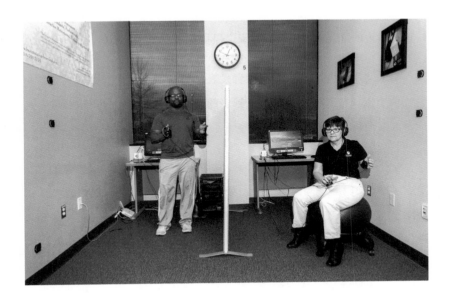

大脑助推器
格雷格与他的母亲凯特，凯特是马里兰大脑训练公司的创始人兼CEO。

练习特定任务不仅能够提高执行这些任务的效率，还会"迁移"到其他脑功能，使之得到提升——站在平衡木上听音乐，大脑的处理速度会更快；当反应能跟上电脑屏幕上快速闪烁的物体，下次外出开车时，踩刹车的速度就会更快……

那些持质疑观点的人认为：这些效果都太过美好，不太可能是真的。2014年，斯坦福长寿研究中心（Stanford Center on Longevity）和马克斯·普朗克人类发展研究所（Max Planck Institute for Human Development）发表了一封由75位神经学家和认知心理学家共同签署的公开信，公开反对大脑训练公司提出的诸多说法。他们在信中写道："迄今为止，几乎没有证据证明大脑训练游戏能够提高广义上的认知能力，或者让一个人更好地应对日常生活中的各种复杂事情。"科学家们反对具有煽动性的广告，因为广告内容并未获得现有研究的佐证。很多研究的结论模糊不清，或者无法排除有训练之外的其他因素提高了认知能力。他们还提醒消费者，要对道听途说的证据和过度夸大的承诺保持警惕。

不久之后，大脑训练的支持者发表了一封由100多位科学家签名的公开信予以回应。信中称，越来越多的研究证明，特定的认知训练方式能够大幅提高认知能力，其中一些还可以在日常生活中提供帮助。

一年半后，Lumosity的开发商鲁默斯实验室（Lumos）被美国贸易委员会（FTC）以"虚假广告"为由处以5000万美元罚金。FTC称鲁默斯实验室对产品的功效进行虚假宣传，其真实效用没有得到证实。尽管遭遇挫折，但大脑训练已成为一个规模巨大的产业。据市场研究公司预估，到2020年，其销售额可达33亿美元。目前，凯特的公司大约有100名患有注意力缺陷障碍、读写困难、脑卒中和老年痴呆的客户。每个客户每月要支付的费用在200～1200美元之间。

与凯特一样，那些在实践中采用这种技术的人都表示，所谓的"科学证据"就在他们眼前。但疑问仍旧存在——大脑训练真的能够改善生活质量吗？

双管齐下拯救儿子

2014 年，已 23 岁的格雷格还住在他父母家的地下室里——他没有工作，大脑还受了伤。

奥特曼一家在巴尔的摩郊区，家里有六个孩子，格雷格排行老四（他是奥特曼夫妇领养的三个孩子之一）。他的个头不高，但非常健硕，从小就是运动健将。上中学的时候，他在橄榄球队担任跑卫，是一个非常优秀的选手，但不幸的是，这个位置经常遭到对方中后卫的冲撞。

高三那年，格雷格第一次遭受脑震荡。在加入大学球队后，脑震荡的次数又增加了三次，他的记忆力开始减退，还一直感到疲劳。由于功课跟不上，他刚上大学二年级就被迫休学了。格雷格之后只能从事一些简单的工作。有一天，他在仓库给货物打包时，一个箱子掉下来，砸中了他的头，这是他第五次脑震荡。

所有脑震荡开始阶段的过程都是一样的：外部钝力导致头骨内的大脑发生晃动，细胞膜被拉伸，钾离子渗出，钙离子渗入，同时血管收缩。在脑细胞最需要能量来启动恢复过程时，大脑的电活动却遭到了破坏。

在最后一次脑震荡后，格雷格的症状愈发严重，他经历了慢性疲劳、精神混乱和语言理解能力下降，同时伴有分散式头疼。有时他甚至会忘记自己正在开车，因此发生过无数次轻微的交通事故。后来，他出门就只能坐别人的车了。

随着时间的推移，格雷格越来越暴躁，而且越发抑郁。他丢了许多份工作，与朋友的关系也越来越疏远。回忆那段不堪回首的岁月，格雷格说："那时的我陷入深深的抑郁之中，心里面总是出现非常可怕的想法，甚至有过轻生的念头。当时的我并不认为活下去还有什么价值。"

凯特让他搬回家住，不过提了一个条件，他每周至少要戴 3 小时的特制耳机，让自己沉浸在古典音乐的世界里。这是 iLs 音乐治疗的一部分。这个系统会利用特制耳机播放特定频率的

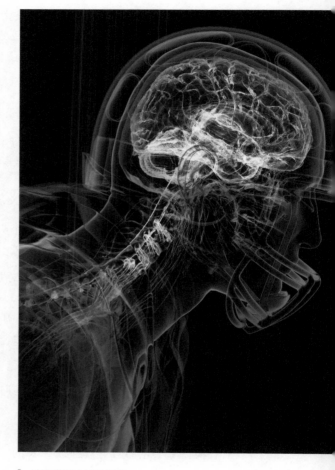

橄榄球运动与脑震荡。

莫扎特经典乐曲，利用透过头骨的声波对格雷格的脑部进行治疗。不过，他痛恨这种治疗。他说："我感觉很不舒服，很想发火。我当时认为这种做法非常愚蠢，没有什么用。"

凯特回忆说，有一天早上六点半，她走下楼梯，格雷格看着她说："我

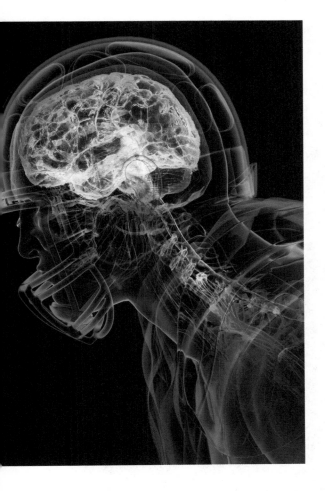

还是不喜欢这类音乐，但每次听过之后，我都觉得自己好受了一些。"这番话并没有让凯特感到意外。多年来，类似的话她听得太多了。在她看来，这是客户病情好转的最初征兆。不久后，格雷格在 iLs 音乐治疗之外开始同时接受互动节拍器治疗。使用互动节拍器时，他手里拿着一个连接电脑的触发器，一边听着牛铃的声音，一边盯着屏幕上红色、绿色和黄色条块，只要按照声音打节拍，就能点亮绿色的彩块。这套设备用精确到毫秒的标准监测格雷格的反应速度。刚开始他很难跟上提示的节拍，但是经过一段时间的练习，格雷格的反应速度变得越来越快。他能站在一块平衡板上几百次准确地随着节拍边跺脚，边拍腿和手。格雷格说："两三个月后，我开始注意到自己发生的变化。"他的记忆力得到改善，能同时进行多项任务。他能更轻易地控制脾气，也不再整天睡觉。

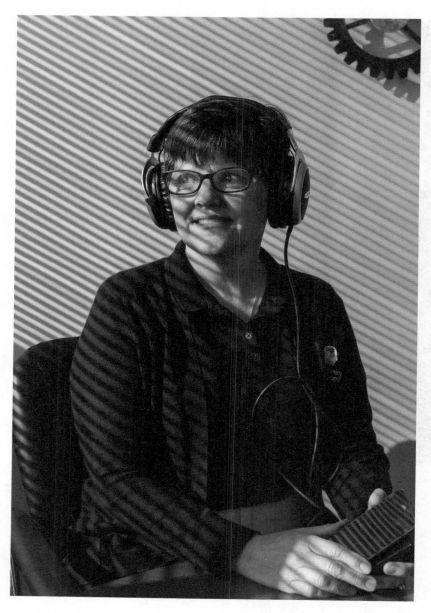

光明前景

凯特正积极拓展她的训练项目，借助网络在全美国招收病人。

大脑训练卓有成效

格雷格采用的两种治疗技术都旨在提高大脑对外部刺激的反应能力。大脑的灰质由约 1000 亿个神经元构成，每个神经元的连接数量都可达数千个。神经元网络通过把神经电信号转化成化学神经递质的方式进行通信。神经递质携带信息穿过细胞间的微小空间（也称"突触"），将信息从一个神经元传递给另一个神经元。

在长达数十年的时间里，科学家一直认为大脑在发育成熟后便进入一种固定状态，直到老年才发生变化。但近年来的神经科学研究则显示大脑具有"可塑性"。随着人们学会熟练完成一项任务，大脑会建立并强化所有促成这种熟练性的神经连接。在对视觉、听觉和运动刺激做出反应时，神经会改变形状和功能，形成新的连接重整旧的连接。这种现象被称为"神经可塑性"（Neuroplasticity）。神经可塑性是我们学习能力的关键，也是支撑大脑训练的科学基础。

各家大脑训练公司在营销过程中，经常将神经可塑性作为一项"证据"，凸显大脑训练的价值。他们指出，既然认知干预能够让大脑发生改变，那么很多疾病和障碍，例如读写障碍、注意力缺失症、脑卒中和脑震荡等创伤以及与衰老有关的认知衰退，就都可以通过训练加以治疗。此外，心智健康的人也能成为大脑训练的受益者，比如利用训练改善"工作记忆"（大脑短期内记住和利用信息的能力）。

大脑训练疗法的开发者表示，他们的产品在设计之初就是为了让人们获得这些益处。他们宣称 iLs 音乐治疗能够通过刺激小脑，帮助大脑进行重组。小脑位于大脑的下方，靠近脊髓，负责管理运动神经的输出信号，并可与大脑的额叶部分进行通信，帮助调节记忆、语言和情绪。参与 iLs

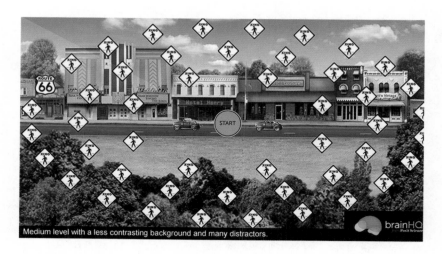

Medium level with a less contrasting background and many distractors.

速度游戏
这款训练游戏希望帮助老年驾驶者增强周边视觉。

音乐治疗的研究者表示："这套系统能够修复破损和混乱的神经通路，同时创建与听力有关的新神经通路。这个过程中获益最大的是记忆能力。"

互动节拍器治疗通过同步使用者的听觉和运动功能，起到类似的效果。具体来说，它能通过加快神经反应速度，帮助提高大脑处理感观输入的能力。其他治疗程序则利用电脑游戏为使用者带来益处。例如，BrainHQ 中推出了一款名为"一心二用"（Double Decision）的训练程序，帮助提高老年人的驾驶能力。这项速度训练程序能够增强老年人的周边视觉。马里兰大脑训练公司的客户可以根据自己的需要，选择互动节拍器治疗、iLs 音乐治疗、BrainHQ 游戏训练或者其他公司开发的程序。凯特告诉她的客户，要留意自己生活上的小变化。也许训练一段时间之后，他们就能回想起遗失的钥匙放在什么地方，或者做出了此前无法完成的测试题。凯特说："最初，这可能只是一种巧合。但随着训练的增多，巧合会成为一种常态。这意味着训练开始起作用了。"

越来越多的新研究显示，大脑训练能够改善人们的生活。美国西北大学听觉神经科学实验室创始人尼娜·克劳斯（Nina Kraus）在 2013 年发表了一项随机对照研究，表明 BrainHQ 的大脑训练程序《大脑健身房》（*Brain Fitness Program*）能够帮助老年人在嘈杂环境中分辨出特定的声音。

预防痴呆提高智力

对于神经训练的功效，最大胆的论断来自迄今为止进行的规模最大、历时最长的认知干预研究"ACTIVE[①]"。ACTIVE 开始于 1998 年，获得

> ①ACTIVE（Advanced Cognitive Training for Independent and Vital Elderly），老年人高级认知训练。

了美国国立卫生研究院（NIH）的资助，共招募了约 2800 名身体健康、年龄在 65 岁以上的老年人。

研究人员将参与者分成一个对照组和三个认知训练组（分别进行推理、速度和记忆训练）。训练使用的工具包括《一心二用》等游戏，参与者在 6 周内总计至少玩 10 个小时。结束训练后，研究人员立即对参与者进行评估，随后对参与者进行 5～10 年的追踪调查。

根据《美国老年医学会杂志》（*Journal of the American Geriatrics Society*）刊登的一项研究，与没有接受推理和速度训练的参与者相比，受训参与者 10 年后的推理能力和处理速度下降幅度更低。国际阿尔茨海默病协会（Alzheimer's Association International）在一次会议上公布的另一项研究则显示，接受过处理速度训练的 ACTIVE 参与者 10 年内患老年痴呆症的风险比对照组低 29%。

20 世纪 80 年代，神经科学家迈克尔·莫泽尼奇（Michael Merzenich）在听觉神经可塑性方面的开创性研究，促成了人工耳蜗的发明。他表示："通过参加适当的活动或者训练，绝大多数人能够预防痴呆症。大脑具有很强的可塑性。"换句话说，科学的训练还能让人类的大脑以惊人的方式发生改变。莫泽尼奇解释道："我们能够按照自己的意愿改变大脑。通过训练，我可以很快将你的手变成一只没用的爪子。我也可以通过训练，让你的大脑快速处理信息，或者让你成为嘈杂环境下的出色倾听者。"

　　对于大脑训练，另一些科学家则持更为谨慎的态度。2008 年，两名科学家在《美国科学院学报》（PNAS）上公布了一项具有突破性的研究。他们的研究对象是一款训练"工作记忆"的游戏。研究结果显示，玩这款游戏的年轻人的"液体智力"（指解决新问题的能力）得到了提高，并在智力测试中比同龄人高出几分，这也就是说，大脑训练也能让健康人受益。

　　在那之后，苏珊娜·嘉吉（Susanne Jaeggi）改变了她对大脑训练的看法。她是加州大学欧文分校工作记忆与可塑性实验室的神经科学家，曾在那封质疑大脑训练真实功效的公开信上签名。嘉吉表示："大脑的可塑性是毫无疑问的。但始终值得怀疑的是，大脑训练能否带来某些公司宣传的效果。"

　　在她的实验室，嘉吉和团队开发了用于研究的大脑训练程序。她发现，不同的个体对同样训练程序的反应并不一致。有的人提高了大脑功能，有的则没有效果。美国国立卫生研究院正在资助一项研究，目标是找出那些程序发挥功效背后的真正原因。嘉吉说："我们发现了强有力的证据，证明不同年龄段的人都可借助这些游戏进行训练，提高大脑功能。当前的争议在于，能否将获得的积极影响扩展到游戏之外的其他生活场景。"

迁移效果受到质疑

2016 年，美国心理学协会（Association for Psychological Science）发布了一份 84 页的综述报告，发现大脑训练相关的研究十分有限。不仅如此，该报告甚至还指出了 ACTIVE 研究存在的缺陷。作者在报告中指出："实际上，每一种方法都能让训练者执行对应任务的能力提高，某些还对同一技能的'近迁移'有所影响。但没有任何证据证明，这些训练成果还可以向训练以外的其他任务迁移。"这份报告的作者之一、密歇根州立大学的心理学教授扎克·汉布里克（Zach Hambrick）说："这些研究中的大部分都没有关注训练成果能否迁移到现实中。它们只关注训练成果能否向其他训练任务迁移。"

宾夕法尼亚大学研究者发表在《神经学杂志》（*Journal of Neuroscience*）上的一组随机对照实验结果显示，即使在年轻人身上，所谓的"迁移"也让人半信半疑。心理学教授乔·凯布尔（Joe Kable）表示，他们原以为利用 Lumosity 游戏进行认知训练，不仅能够提高年轻人的工作记忆，还会影响他们的决断能力（即愿意放弃眼前的小利益，获取未来的大回报）。然而，他们最终意识到认知训练没有产生半点影响。凯布尔说："我们不仅没有看到远迁移，

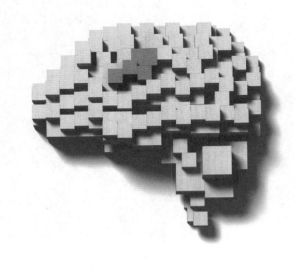

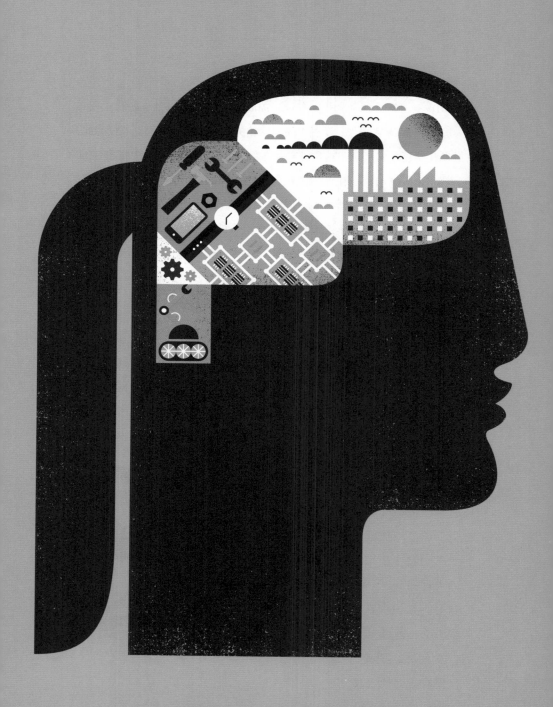

这已经很让人失望了，而且连近迁移也没有看到。人们一直在追寻这样一个问题——认知能力能否实现优化？但我们并没有发现任何证据。"

鲁默斯实验室等公司通过宣传大脑训练具有广泛的"迁移"效应，让购买人数不断增多。在针对鲁默斯实验室的法律行动中，FTC 表示，Lumosity 的宣传功效——通过电脑运行认知任务，提高日常生活行动的质量，防止认知能力减退，甚至能够减少脑外伤、注意力缺陷、多动症等疾病带来的影响——并没有足够的证据支撑。鲁默斯实验室还需要更加充分可靠的科学证据，支持其所谓的健康功效。

鲁默斯实验室的研究负责人鲍勃·谢弗（Bob Schafer）说："我认为FTC 的结论比较片面，有被误导之嫌。他们的结论是针对几年前的市场推广材料，并不能依此评判我们公布的研究成果或我们的产品。"

个别案例不足为证？

格雷格这样的病例，情况更加复杂。目前，很少有研究关注 iLs 音乐治疗和互动节拍器治疗能否改善脑震荡症状。格雷格接受过神经病学家、精神病医生和理疗师的治疗，也经常进行锻炼，但是这些都没有真正帮上他，直到他开始进行大脑训练。

严谨的科学家都会这么说，格雷格的故事只是个案。就拿脑震荡来说，这种疾病本来就可能随着时间的推移逐渐好转，因此很难评估一种疗法的功效。此外，对于格雷格这样同时接受针对性疗法的患者（例如充分利用作业疗法、物理治疗、精神疗法以及其他形式的认知矫正治疗），科学家很难对其中一种疗法的功效进行评估。

匹兹堡大学医学中心运动医学脑震荡项目主管米奇·柯林斯（Micky

Collins）表示："如果某种疗法有一线希望，我一定不会阻止我们的患者使用它，'没有证明'并不意味着'证明没有'，不是吗？可是我们的诊所每年接待大约 9000 名患者，却没有让任何一名患者参与大脑训练游戏。"

对于各种质疑，凯特进行了反驳。她说："作为母亲，如果我选择袖手旁观，格雷格可能至今还在地下室住着。他仍旧会失业，仍旧会很愤怒，绝不会是如今的状态。"经过一段时间的训练后，格雷格还去华盛顿特区度了个周末，这在之前根本无法想象。他和女友参观了美国国立非裔美国人历史与文化博物馆（The National Museum of African American History and Culture），在那里享受了一段安静思考的时光。他们还坐了地铁，在嘈杂的城市散步。在训练之前，这些事情都是格雷格想做却无法做到的。

再后来，格雷格回到了阔别许久的校园，并从社区学院毕业。他现在又能独立生活和开车了。格雷格重新变得平易近人、开朗积极。他不仅成为马里兰大脑训练公司的 9 名员工之一，同时还兼职私人教练。看着现在的格雷格，很难想象他一度非常脆弱和易怒。

科学家将格雷格的情况视为孤例是合理的。毕竟，他们必须以非常严谨的态度下结论。科学家需要进行更多研究，以确定大脑训练是否足以影响到现实生活中的行为。美国国立卫生研究院等严肃机构正在做这方面的努力。另一方面，ACTIVE 等项目已经完成的研究也可以作为参考，评估大脑训练在现实世界中的功效。

《认知增强杂志》（Journal of Cognitive Enhancement）曾发行了一整期"特刊"，集中讨论认知训练的功效。在一篇公开社论中，嘉吉等客座编辑得出结论：大脑训练确实可能有效提高人们执行日常任务的能力，但相关证据目前并不多。一些研究（包括该特刊中发表的若干研究）表明，大脑训练有潜力对患者生活产生影响。嘉吉说："不过，这种影响并没有那么明确，不像那些公司宣传的那样。"

但在凯特看来，格雷格的训练效果已经足够明确了。她坚称："这并非药物，也不是治疗——这是一种训练。"她计划将马里兰大脑训练公司更名为"美国大脑训练公司"，暗示参与这项训练的客户已经遍布整个美国。凯特觉得，她的客户和自己的儿子一样也获得了很好的训练效果。

脑震荡导致的症状一度让格雷格痛苦不堪。在接受训练后，他的生活发生了翻天覆地的变化。他说："我现在很幸福。我已经做好准备，面对生活抛给我的一切。" 🦋

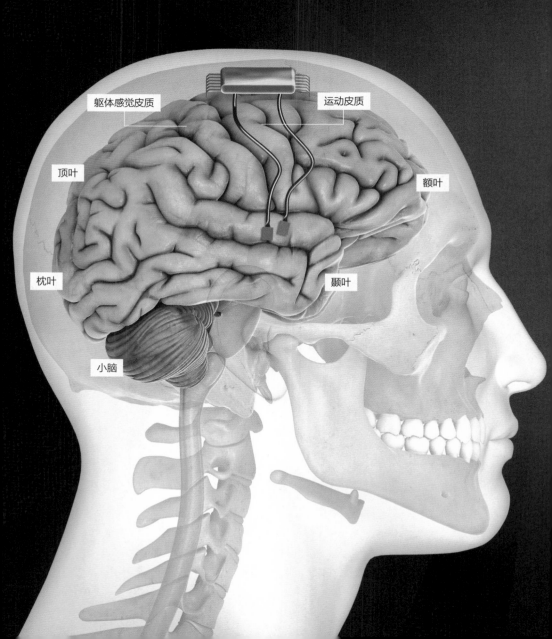

| 延伸阅读 |

明天的脑医学

神经科学如何战胜三种神经系统疾病？

躯体感觉皮质

运动皮质

顶叶

额叶

枕叶

颞叶

小脑

1

癫痫

用特定装置输入靶向药物——让兴奋过度的神经元休息一下

多年来，大型临床试验上使用一种名为"脑深部电刺激"的方法来治疗癫痫：通过手术将电极植入患者的大脑中，它不仅有检测癫痫发作的能力，还会在发病时通过电击让患者稳定下来。实验数据显示，在治疗 5 年后，这种方法将癫痫患者的发病率减少了 69%。

这个数字够高了吗？生物医学工程师特雷茜·崔（Tracy Cui）希望能将这个统计数字进一步提高。她的小组设计了一种新式电极，除了发射电脉冲，还能同时发出抗癫痫药物。"我们知道应该将药物释放到哪里，"崔说，"因此只需要极少量的药物进行精确投放即可。"

制造这种设备有两个关键要素，单体（Monomer，能与同种或其他分子聚合的小分子的统称）和药物分子。崔带领的团队把金属电极放入到含有这两种物质的溶液中，把溶液通入电流，里面的单体分子会连接到一起形成长链聚合物。带有正电荷的聚合物会吸引带有负电荷的药物分子，这就得到了崔团队想要的，表面带有一层药物膜的电极。

之后，研究人员将电极放入到装有实验鼠神经元的培养皿中，再次通入电流。新电流的出现破坏了原来膜上的电荷平衡，聚合物上的药物分子被释放出来，携带负电荷的药物抵达附近的发病区域，然后中和那些电荷不稳定的神经细胞，使这些细胞平稳下来。崔很满意地表示，他们的实验结果已经能在活体实验鼠身上重复了。下一步，他们将在患有癫痫的实验鼠身上进行实验观察，为日后长期的人类试验积累经验。

由于人体血脑屏障（能够保护我们的大脑，防止有害物质通过血液进入大脑）的存在，除了那些分子极小的药物外，绝大多数药物都无法抵达大脑。因此，崔的团队研发的精准药物传递机制还能用于治疗其他多种大脑疾病。理论上，可以将任何种类的药物分子聚合于电极表面，比如多巴胺或止痛药等，这样就能用来治疗帕金森综合征、慢性疼痛，甚至是帮人摆脱毒瘾。

1

医生通过安装在患者头皮上的电极能迅速识别出大脑中癫痫发生的位置，然后通过手术将电极阵列直接植入到相应区域。

2

当癫痫患者发病时，相应神经元会过度兴奋，释放明显的电信号。电极阵列识别到电信号后释放出电脉冲，干扰过度活跃的神经元。

3

电脉冲同时会在电极的聚合物表面产生负电，使其从带正电变为中性，带负电荷的抗癫痫药物分子从电极上释放，进一步使神经元平静下来。

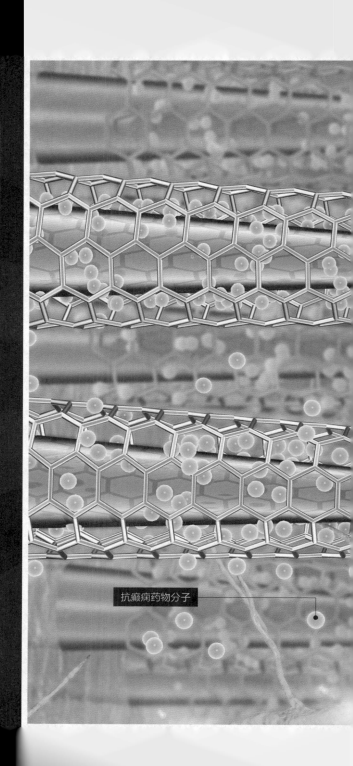

抗癫痫药物分子

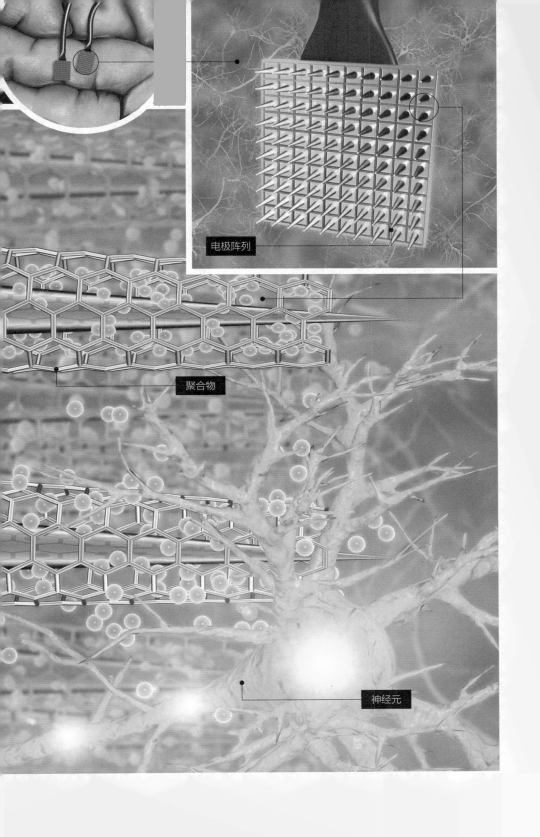

电极阵列

聚合物

神经元

2

痴呆

电极阵列——刺激大脑思维过程

痴呆是最常见，同时也是最让医生棘手的大脑疾病之一。如果人类引以为傲的认知功能被破坏，比如工作记忆、决策、预言，以及逻辑分析等不能正常执行，那这个人就成了痴呆。多种疾病会导致痴呆，阿尔茨海默病、亨廷顿舞蹈症、帕金森综合征，还有多发性硬化症、艾滋病等，当然正常的衰老过程也会导致痴呆的发生。

生物医学工程师西奥多·伯杰希望能利用一种可植入大脑前额皮质的设备来帮助病人摆脱痴呆症状。这一区域对复杂的认知活动至关重要。他与同伴一起，在 5 只猴子身上进行了一种记忆游戏实验。

首先，研究团队在猴子的前额皮质中植入了电极阵列，这块电极阵列能够记录注意力和决策相关区域的神经活动，并可对这些区域进行刺激。之后，他们训练猴子玩一个电脑游戏：小猴会在电脑屏幕上看到一张卡通图片，例如卡车、狮子、调色板等。90秒后，它们需要在一大堆图案中把之前看过的卡通图片挑出来。

研究人员首先分析了当猴子做出正确选择时，在前额皮质的两层之间传输的电信号。后续的实验中，他们在猴子做出决策前，让电极发射出相同的电信号。结果发现，猴子玩游戏的准确率提高了约 10%。对于受损的大脑来说，电刺激的效果更加显著：同样的实验条件下，猴子被注射了特定药物后，它们的选择正确率降低了约 20%，但是电信号刺激让它们的选择准确率恢复到了正常水平。

实际上，痴呆所涉及的大脑回路远比前额皮质中的这两层复杂。一旦科学家能更好地理解痴呆的机理，就有可能在一个特定区域中植入多个电极，从而获得更好的疗效。

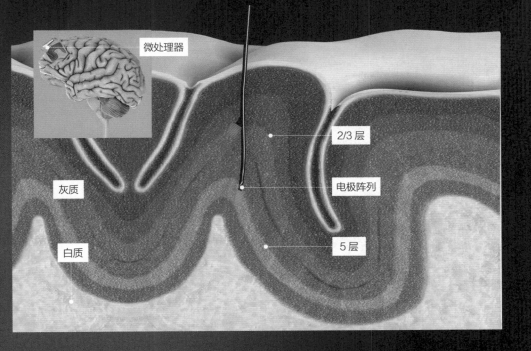

微处理器

灰质

白质

2/3 层

电极阵列

5 层

① 将电极阵列植入到猴子的前额皮质，使其能接触到前额皮质 2/3 层和第 5 层的神经元。

② 电极记录下猴子的大脑活动，并将信号发送给猴子头皮下的微处理器。

③ 当微处理器探测到特定的信号（例如试图搜寻记忆的神经信号），就会向电极阵列发出命令，将电脉冲发射到周围的环境中，刺激思维过程。

3

瘫痪

脑机接口——控制身体，并让患者知道他们触碰了什么

2012 年，一项关于大脑植入物的临床试验给那些脊髓严重受损的患者带来了极大希望。在试验中，两名瘫痪患者在大脑中想象端起一杯咖啡，电极阵列实时解码了大脑发出的神经指令并将其发送给机械手，接着机械手臂就端起了咖啡杯，将其送到了这两名患者的嘴边。

但为了能让四肢移动到精确的位置，大脑还需要触觉反馈。生物医学工程师米格尔·尼科莱利斯（Miguel Nicolelis）现在已经证明，脑机接口能同时控制运动和传递触觉反馈。

在实验中，尼科莱利斯团队在猴子大脑中的两个区域嵌入了电极。这两个区域分别是控制运动的运动皮质以及其附近负责解码外界触觉信号的躯体感觉皮质。然后，他们让猴子玩一个游戏，游戏中猴子要控制一只虚拟的手臂，最开始是通过游戏手柄，最后则是完全通过大脑的想象。手臂能触摸到 3 个看起来完全一样的灰色圆环，但是每个圆环具有完全不同的材质，触摸到不同的圆环会给猴子的躯体感觉皮质传送完全不同的信号。猴子很快就学会选择正确材质的圆环以获取奖励，这说明植入的电极能够同时传送和接收神经信号。

2013 年，他们在巴西进行了一项有十几位瘫痪患者参加的研究。这些患者利用植入的电极控制外骨骼。尼科莱利斯团队的效率非常高，仅在一年之后，这位巴西足球队狂热粉丝所创立的非营利性组织"重新行走项目"就给一名下肢瘫痪的少年打造了机械外骨骼，让他如愿参加了 2014 年巴西世界杯的开幕式。最终，少年成功穿着"机械战甲"完成了开球。

1

医生在患者大脑中的运动皮质（负责运动）和躯体感觉皮质（负责触觉感知）中植入电极阵列。

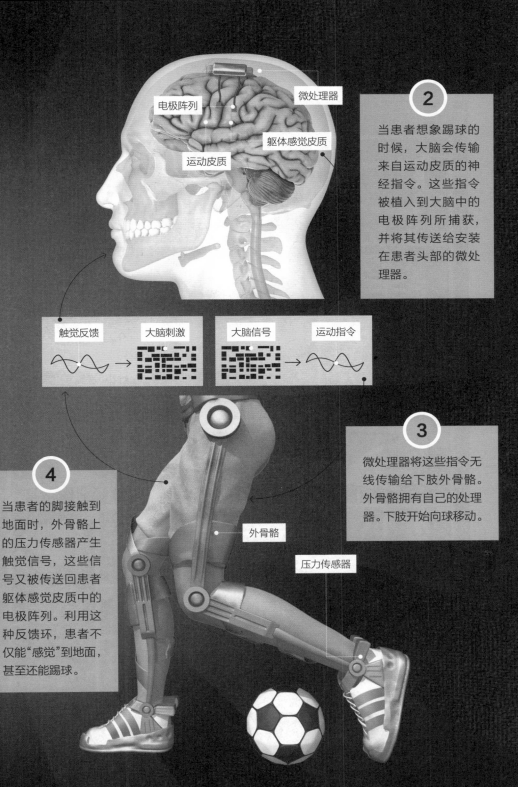

电极阵列
微处理器
躯体感觉皮质
运动皮质

2

当患者想象踢球的时候，大脑会传输来自运动皮质的神经指令。这些指令被植入到大脑中的电极阵列所捕获，并将其传送给安装在患者头部的微处理器。

触觉反馈 → 大脑刺激
大脑信号 → 运动指令

4

当患者的脚接触到地面时，外骨骼上的压力传感器产生触觉信号，这些信号又被传送回患者躯体感觉皮质中的电极阵列。利用这种反馈环，患者不仅能"感觉"到地面，甚至还能踢球。

3

微处理器将这些指令无线传输给下肢外骨骼。外骨骼拥有自己的处理器。下肢开始向球移动。

外骨骼

压力传感器

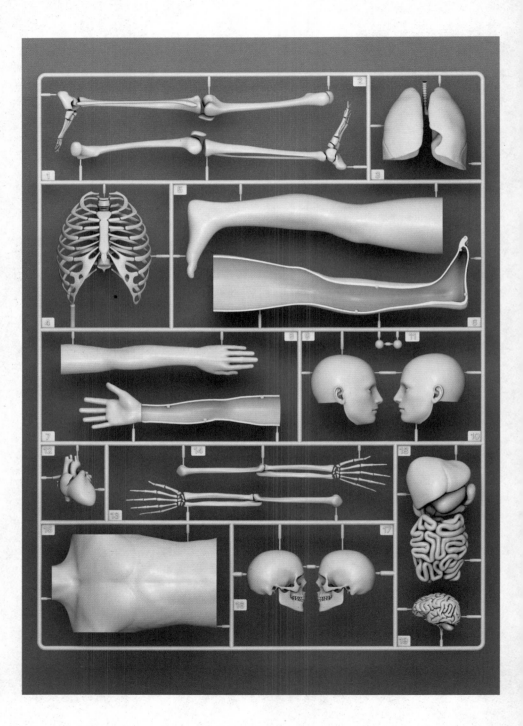

REPAIR
THE
BODY

第二章 改造人体

从大脑旅行归来感觉如何？我们紧接着就要跟着科学家展开头部以下的探险。即便未来大脑可以上传，但现在身体对我们依然不可或缺。许多重疾患者需要移植器官，合适的器官来源却非常稀少，那么可不可以"人造器官"呢？科学家还不清楚器官运行的所有基础原理，但他们已经在探索再造器官，尽管这并不容易。比如想造出机械心脏，科学家们就面临很大的难题，为什么心脏能不停息地跳动几十年，有什么材料能媲美心肌？

在再造器官的方法上，科学家也在创新，用 3D 打印行不行？3D 打印已经涉及工业应用的各个方面，服装、汽车、飞机、建筑等等。在医疗领域，3D 打印的牙齿、骨盆、义肢也出现了，不过这都是合成材料。细胞能不能打印？打印出的细胞能否组成器官？如果能量身定制打印器官，那将是千万人的福音。

我们从上一章了解了神经科学，大脑产生的电信号可以与外部设备相连，但人体内的电信号功能远不止如此。有科学家发现，细胞的生长与电信号有密切关系，利用这个特点，可以促进细胞的再生，甚至是让断肢重生。疯狂的科学家还用同样的方式造出了一些"奇怪"的生物。

科学家不只是大开脑洞，他们也通过动手实践寻找无限的可能。本章与其说是在讲述科学家的故事，不如说是"工程师在干什么"。因为这些科学家的研究领域，可以归入生物工程和生物医学工程。这两个名字非常类似的工程学科都在研究什么？虽然只差"医学"两字，但两者如今均已成为独立的学科，实际的工作内容有很大的不同。用简单的话来讲，生物工程是基于生物学原理的工程应用，将物理学和化学里更偏向应用的研究用在了生物学领域。生物工程学家通过制造一些工具，可以操纵基因、细胞等。我们常听说的基因工程就是生物工程中的重要门类。生物工程技术应用十分广泛，不过很多专业人士都调侃说自己是"养细胞的"。

生物医学工程当然更偏重于医学，他们要把概念和知识从分子水平提高到器官水平，开发创新出生物学制品、材料、植入物，以及相关加工方法、器械和信息学方法，用于疾病预防、诊断和治疗，以帮助病人康复。研究生物医学工程的科学家，运用工程学和应用科学的知识解决生物学和医学领域的科学问题，由于他们要开发相关的生物医学系统和设备，所以要用到大量的机械工程、电气工程和计算机科学知识，所以他们也调侃自己是"玩电脑的"。多学科的交叉才能让人们把电极接入体内，实现脑机接口。

生物医学工程是新兴的领域，世界各国都在争相发展，当你看过本章后有没有兴趣加入进来呢？

打印器官
用细胞代替墨水的 3D 打印

3D 打印机已经彻底改变了制造业，又在医疗行业掀起了一场革命——它们将会一点一点地制造出人体的各个部分，直至完整的人体。

方兴未艾

一台咖啡机大小的机器静静地运转起来，只不过里面装的不是水和咖啡豆，而是一种白色黏稠的胶状物。它的机械臂飞快地运动着，先是左右盘旋，然后向下。在 6 个培养皿的上方有两个注射器，两个注射器以极高的频率喷出了乳白色物质。很快，在每个培养皿中都出现了 3 个小小的六边形结构。几分钟后，这些六边形已经长成了指甲大小的蜂巢结构。

"这些蜂巢结构是人的肝脏，至少也能算是组成人体肝脏的基础。"Organovo 公司[①]的首席运营官莎伦·普瑞斯内尔（Sharon Presnell）说。其实，这些生物医疗工程的"小小杰作"，与取自人体肝脏的组织样本几乎完全相同。实际上，它们就是在真正的人体细胞的基础上构建而来的。

但与真正的人体细胞不同的是，这些肝脏组织不是长出来的，而是像文件、模型那样"打印"出来的。

① Organovo，美国公司，致力于将 3D 生物打印应用于医学研究。

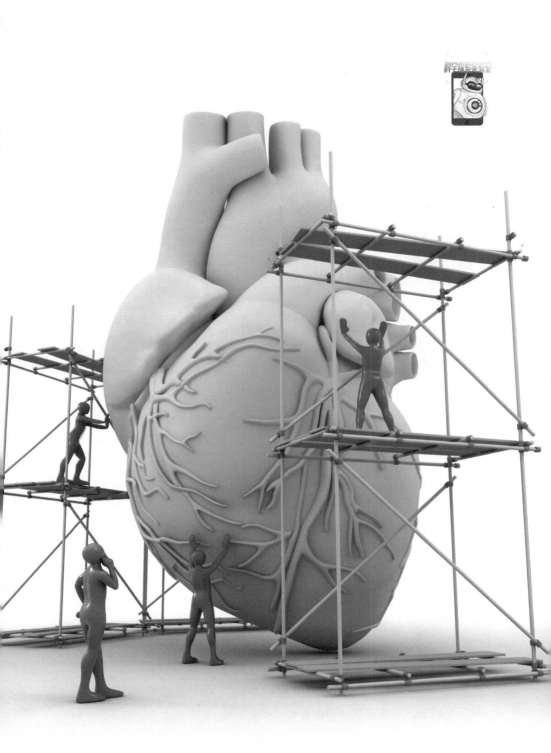

医疗行业掀起了一场革命

——它们将会一点一点地制造出人体的各个部分。

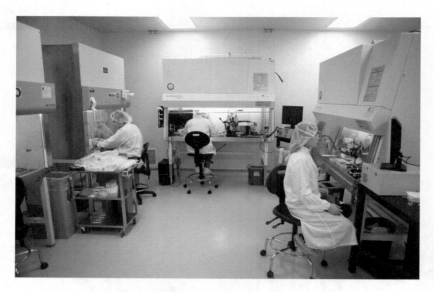

▌Organovo公司位于圣迭戈的总部，研究人员正在打印用作药物试验的人体组织。

　　在过去的 20 多年里，3D 打印已经从一种小众的制造工艺发展成为一个价值连城的大产业。如今，人们利用 3D 打印技术制造各种各样的产品，玩具、手表、飞机部件，甚至食品。不仅如此，科学家们还在尝试将类似的 3D 打印技术应用到医疗领域。他们的尝试一旦成功，无疑将给医疗领域带来巨大的变革。但是，医疗跟其他行业之间存在着巨大的差异，打印塑料、金属或巧克力与打印人体的肝脏可谓有天壤之别。

　　如今世界各地的生物工程师们已经打印出了各种人体器官的原型，例如心脏瓣膜、耳朵、骨骼、关节、半月板、血管及皮肤。"这是一项艰难的事业，但是我们已经看到了抵达终点的曙光。"美国迪凯研发公司（DEKA Research & Development Corporation）的创始人迪恩·凯门（Dean Kamen）说。迪凯研发公司拥有 440 多项专利，其中绝大多数都是医疗器械方面的。

"如果一位数学家只有圆规和直尺，那他只能画圆和直线。"凯门说，"但是在拥有了更多的绘图工具之后，他就能以完全不同的方式思考问题。如今，我们已经拥有了之前从未拥有的能力，能做一些之前根本无法想象的事情。"

在过去数年间，不仅与"器官打印"有关的科技论文的数量增长了若干倍，对这个领域的投资几乎也以同样的速度增加。其中，有三个因素驱动了这种局面的出现：更先进的生物打印机、更发达的再生医学技术，以及更优化的 CAD①工程软件。如今，在 Organovo 公司年轻的系统工程师薇薇安·格珍（Vivian Gorgen）想要打印肝脏组织时，只需用鼠标点一下"启动"按钮即可。尽管蜂巢状的肝脏组织与全功能的肝脏之间的距离还很遥远，但毕竟是在正

① CAD（Computer Aided Design），即计算机辅助设计，指利用计算机帮助相关人员进行设计工作。

确的方向上迈出了坚实的一步。普瑞斯内尔说："我觉得，我在有生之年一定能看到打印出来的人体器官被摆放在货架上，随取随用。现在我已经迫不及待地想要看到那一天的到来，这个领域的潜力简直无法想象。"

牛刀小试

最早问世的生物打印机既不昂贵，外形也平平无奇。它们与廉价的桌面打印机非常相似，因为它们在本质上就是桌面打印机。2000 年，自称"生物打印技术之父"的生物工程师托马斯·博兰（Thomas Boland）在他的实验室里看到一台老式利盟（Lexmark）打印机时产生了灵感。在那之前，已经有科学家对这台喷墨打印机进行过改装，使其能够打印 DNA 片

段，以对基因表达进行研究。博兰想：既然喷墨打印机能够打印 DNA，它们也许也能打印其他生物材料。毕竟最小的人体细胞的直径只有 10 微米，与标准的打印机墨滴直径相当。

博兰将这台打印机的墨盒清理干净，在里面装上了胶原蛋白。然后他将一张薄薄的黑色硅片粘到打印纸上，将它装进打印机的进纸盒里。接着他打开电脑，新建了一份文档，在里面输入自己姓名的首字母"TB"并选择了打印。随后打印机慢慢吐出的纸上，清晰地显示了用蛋白质打印出来的白色字样——TB。

博兰和他的团队又对一台惠普 DeskJet 550C 打印机进行了改造，使其能够用大肠杆菌进行打印。随后，他们进行了一项以实验鼠细胞为打印介质的实验。打印后，90% 的细胞依然处于存活状态。这意味着他们的产品不仅仅是换换墨水的把戏，而是具有实际的用途。2003 年，他申请了首个细胞打印专利。

就在博兰实验室捷报频传的同时，其他工程师也在尝试用 3D 打印机解决其他的医学难题。他们用陶质打印移植骨，用瓷质打印牙冠，用丙烯酸打印助听器，用高分子聚合物打印假肢……这些工程师拥有一个博兰团队所没有的优势：他们能打印三维立体模型，而不仅仅是二维平面图案。

于是，博兰和其他生物打印的先驱开始据此改进他们的打印机。他们弃用了喷墨打印机的送纸结构，增加了一个用步进电机驱动的平台（与电梯类似），这个平台能上下移动。实验者在完成一层细胞的打印后，只要让平台向下运动一点点，就可以再打印一层细胞。几乎是在一夜之间，原本只能在平面上描绘生命的生物工程师，现在能够制造真正的立体结构了。

"这就像魔术一样不可思议。"维克森林大学再生医学研究所的研究者詹姆斯·柳（James Yoo）说。柳正在开发一种便携式打印机，目标是在烧伤患者的身上直接打印皮肤组织。"每个伤口都是各不相同的，深度也不一样，形状非常不规则。"柳说，"只要对伤口进行扫描，医生就能确定皮下需要多少层细胞，上皮区域需要多少层细胞。新技术的独特优势就在于让医生可以精准地输送细胞。"

| 延伸阅读 |

组织工程师如何打印器官

打印产品

组织工程师已经开始打印各种类型的人体部件。在未来的手术室中，我们很可能看到以下 3D 打印的器官组织。

研究机构：
维克森林大学再生医学研究所

制作方法：
一台特制的生物打印机首先对患者的伤口进行扫描。一个打印喷头喷出凝血酶，另一个则喷出混有胶原蛋白和纤维蛋白原的细胞（凝血酶与纤维蛋白原反应生成促凝剂纤维蛋白）。之后，打印机打印出一层人成纤维细胞，再打印出一层名为角化细胞的皮肤细胞。

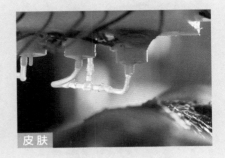

皮肤

潜在应用：
在传统的皮肤移植手术中，医生将患者身上其他部位的皮肤取下来，再覆盖到伤口上。维克森林大学的研究人员希望能在伤口上直接打印出新的皮肤组织，最终制造出供战场和灾区使用的便携式皮肤打印机。

除此之外，科学家们还能用多种不同类型的"墨水"进行打印。康奈尔大学的工程师胡德·利普森（Hod Lipson）正在尝试制造另外一种组织的原型——软骨。"此前，要对细胞的空间排列进行宏观级别的控制是根本做不到的。"他说，"而 3D 打印使多个维度上控制细胞成为可能。"他们的目标是打印半月板，这种半月形的软骨在膝盖和其他关节中起着缓冲作用。工程师利用 CT[①]对羊的半月板进行扫描，生成 CAD 数据文件，然后再利用从羊身上提取的细胞打印出样品。打印出的半月板看上去和羊的半月板完全一样。

[①] CT（Computed Tomography），即电子计算机断层扫描，常用于医疗诊断。

尽管抱有很大希望，但是当利普森将打印出来的半月板交给外科医

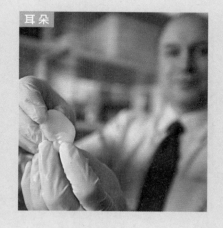

耳朵

研究机构：
康奈尔大学

制作方法：
生物工程师对儿童的耳朵进行 3D 扫描，然后利用 SolidWorks 软件设计出由 7 个部分组成的模型，并将其打印出来。之后在模型中注入由 2.5 亿个牛软骨细胞制成的高密度凝胶和取自老鼠尾部的胶原蛋白（后者起着支架的作用）。15 分钟后，将打印出的耳朵取出并进行几天细胞培养。3 个月后，软骨组织已经坚固，此时可以将胶原蛋白去除。

潜在应用：
每 1.25 万名新生儿中就有 1 名患有小耳畸形。这种由于外耳发育不全而导致的疾病会影响患儿的听力。与植入到人体内的人造器官不同，利用自体细胞打印出来的人造耳朵更容易被人体所接纳。

生看的时候，医生却告诉他样品的强度太差，根本无法承受身体的日常运动。"作为一名生物学科的门外汉，我原来的想法是，只要细胞按照正确的结构排列，再培育一段时间，就能得到半月板了。这不是很简单吗？"利普森说，"然而实际上，要制造半月板，仅仅把细胞放到正确的位置是远远不够的。真正的半月板无时无刻不在承受着骨骼的巨大冲击。它们在这种重压下不断发展，变得越来越结实。因此，环境压力是培育合格半月板的关键因素。"

因此，成功做到用合适的生物"墨水"进行打印，仅仅是打印器官的第一步。要打印出媲美真实器官的组织，就得根据细胞的不同类型给予不同的培养环境。对于半月板的细胞来说，"合适的环境"可能意味着不断利用力学刺激或者热、光照、声波脉冲等对它们施加压力。"目前，我们不知道如何让某些组织具备与天然组织相近的特性，即使是那些最

研究机构：
维克森林大学再生医学研究所

制作方法：
一台 3D 打印机在用可生物降解材料制造的支架上，打印多种取自活体组织的肾脏细胞。打印完成的产品被放入培养箱中进行培养。在植入到人体后，随着功能性组织的生长，支架会逐渐降解。

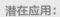

肾脏

潜在应用：
在美国，等待器官移植的患者中有 80% 是在等待肾脏。尽管目前用生物打印技术制造的肾脏功能还非常有限，但是一旦科学家达到预定的目标，医生就能用患者的自体细胞培育出配型完美的肾脏。

简单的类型。"利普森说，"就算我们能打印出外形以假乱真的心脏模型，但是'启动'按钮在哪儿呢？"

纵深发展

绝大多数器官都有着非常复杂的结构，由几十种细胞和复杂的脉管系统组成，具备特定的功能，例如肝脏就有 500 多种功能。和机器一样，人体器官也会随着工作时间的延长而逐渐磨损、失效（有时候，器官失效甚至是突然间发生的）。在人体器官失效之后，进行相应器官的移植是挽救生命的有效方法。但是即便是那些可移植的器官，需求量与捐赠数量之间也存在着巨大的差距。因此，在机械工程师刚刚开发出 3D 打印机后不久，组织工程师就开始尝试用它们在实验室里打印人造器官了。

一开始，这些工程师手动用移液器将细胞置入培养皿里。后来，由

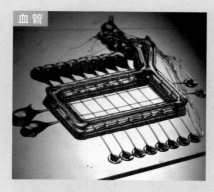

血管

研究机构：
宾夕法尼亚大学和麻省理工学院

制作方法：
利用开源的 RepRap 打印机和定制的软件，研究人员在模型内打印出了糖丝网格，并在糖丝外包裹了一层从玉米中提取的聚合物。之后，他们将含有组织细胞的凝胶注入模型内。整个结构凝固后，他们再用水清洗，糖丝溶化，组织细胞内只留下空的聚合物管道。

潜在应用：
当向这些聚合物管道中注入营养成分后，能延长周围细胞的存活时间。由于血管是维持组织健康的必需结构，因此如何在更大尺度上打印出大面积的复杂血管网络，是最终打印出完整器官至关重要的一步。

维克森林大学再生医学研究所的安东尼·阿塔拉（Anthony Atala）领导的团队开始在人造支架上培育细胞。这些支架是由高分子聚合物或胶原蛋白制成的，能为细胞提供临时的支撑。当细胞组织生长到足够强壮的时候，再将其去除。这套系统非常有效：在 1999 年至 2001 年间，阿塔拉在波士顿儿童医院成功地为七名患者移植了人造膀胱。

很快，研究人员开始使用 3D 打印机更精准地制造支架，但是手动将细胞布置在支架上依然是一项费时费力的工作。阿塔拉之所以选择从制造膀胱开始，是因为膀胱仅含有两种细胞。但是人体的绝大多数器官要比这复杂得多，例如肾脏含有 30 种细胞。"制造那些更复杂的器官时，靠人工将不同种类的细胞放置在不同的位置是一件不可能完成的任务。"柳说，"人类的双手并非布置这些细胞的最佳工具。"

于是，维克森林大学的柳和阿塔拉的团队开始打造专用的生物材料

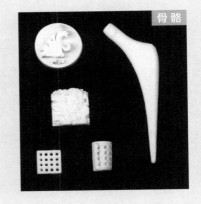

研究机构：
华盛顿大学

制作方法：
研究人员利用粉末陶瓷打印支架（人体骨骼成分有 70% 与陶瓷是相同的），所使用的 3D 打印机与制造电机金属部件的打印机是完全相同的。一台喷墨打印机在陶瓷上覆盖一层塑料黏合剂，然后将其在 1250 摄氏度的高温下烘烤两个小时，冷却后放入人类骨骼的培养液中。一天之后，骨骼细胞就会附着在支架上。

潜在应用：
每年全世界都会发生数以百万计的交通事故。这些事故中的幸存者会遭受各种各样的骨损伤，而这些损伤用传统方法难以修复。在理论上，只要用核磁共振对患者的损伤进行检查，医生就能利用 3D 打印制造出与伤处完全吻合的骨骼组织。

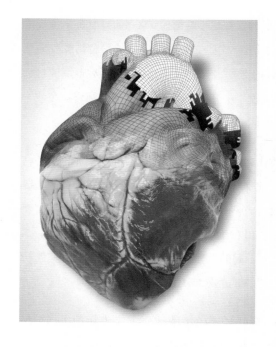

3D 打印机。新仪器不仅比改装版的喷墨打印机速度更快，而且还能用更多不同种类的细胞进行打印，包括干细胞、肌肉细胞和血管细胞。他们甚至还设计了一种能够一次性完成支架和组织打印的打印机。如今，他们已经能用这台设备打印耳朵、鼻子等复杂结构的器官。

支架为生物组织提供了它们所需的机械稳定性，同时，支架还能向发育中的组织输送生长因子。不过，用聚合物制成的支架毕竟将一种"异物"引入了人体之内，因此不可避免地会触发排异反应。不同的细胞对不同的材料会产生不同的反应，因此，越复杂的器官，需要的支架复杂性就越高，预测细胞如何围绕支架运动也就越困难。这个难题导致了有些科学家开始考虑放弃支架，包括 Organovo 公司创始人之一、密苏里大学生物物理学家加博尔·福加斯（Gabor Forgacs）。

福加斯的计划是放弃支架，直接用活的人体细胞打印组织，让这些细胞自行组合在一起。他说："打印器官最关键的步骤其实是在打印完成之后。"人们对生物打印常常有一个巨大的误解，那就是他们认为刚刚打印出来的器官就是可以用的成品了。

福加斯在密苏里大学的研究课题是形态发生学（Morphogenesis），他想解答的问题是，在胚胎发育过程中细胞是如何形成器官的。他们的团队发现，将由数千个细胞组成的微小"细胞簇球"（cellular aggregates）排列成圆环后，便能观察到它们聚合并形成新的结构。细胞簇球协同工作来实现各种功能：细胞中的某种分子会引发细胞膜上的受体蛋白改变形状，从而影响相邻的细胞，由此引发的一系列连锁反应最终传到细胞核，改变基因的表达。

他们尝试用生物打印机来布置细胞簇球，这极大地加快了他们的研究进程。福加斯说："其他研究者需要几天才能完成的工作，我们也许 2 分钟就能做完。"借助生物打印机，福加斯团队证实，含有不同类型细胞的细胞簇球，能够在没有人工干预或者环境影响的情况下自行正确地聚合在一起。因此，福加斯认为，生物工程师不应该按照成熟器官的结构打印细胞，而是应该根据器官形成之初的结构打印，就像在胚胎中那样。"细胞知道它们应该做什么。同样的事情它们已经重复了千百万年，它们早已在进化过程中掌握了游戏规则。"

另一个打印器官的关键是打印细胞簇球。福加斯说："以单个细胞打印的速度想要获得较大的器官或组织是不太现实的。任何一种人体组织都是由细胞簇球按照严格的规则组合形成的，直径半毫米左右的细胞簇球是人体组织的基本构件。这些构件彼此连接，并相互传递信息。"

从技术上来说，以现有 3D 打印技术（通过堆叠细胞）来制造生物组织是可行的。实际上，Organovo 公司的科学家正是采用了这种方式打印心脏细胞。这些细胞堆叠到一起之后，就会像在真正的心脏中那样，步调一致地发生搏动。然而，这种打印方式在生物学上有一个巨大的障碍：细胞有时无法存活下去。任何人体器官都需要提供输送营养和氧气的血管网络。没有血管的话，组织细胞就会迅速衰竭、死亡。针对这个问题，

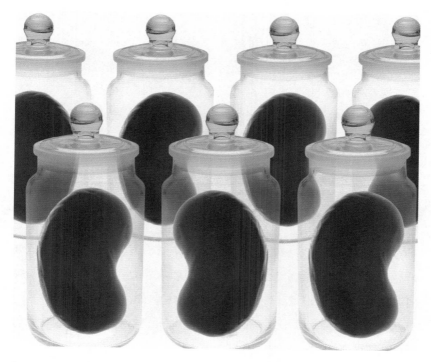

该公司的研究人员通过使用水凝胶之类的填充材料，在组织细胞间打印出了相对结实的血管。在打印完成后，这些填充物被取出，只留下供血液流动的中空管道。

美国艾奥瓦大学的机械工程师易卜拉欣·奥兹波拉特（Ibrahim Ozbolat）也开发了一种生物打印机，这台打印机拥有多个相互串联的手臂，能够同时打印组织细胞和血管。奥兹波拉特表示："我们面对的最大挑战是制造那些非常微小的毛细血管。这些由发丝般细小的血管组成的庞大网络，对血液循环至关重要。"他预测，很快毛细血管问题就能得到解决。

盖房子

为了形成构成血管的基础管状结构，Organovo 公司利用生物打印机，首先打印一层水凝胶棒（蓝色），然后再用包含有细胞簇球（含有数千个人体细胞）的生物墨水进行打印（黄色）。在打印之后，细胞聚合成管状。再将水凝胶去除，只留下血管结构。血管结构能与肝脏、肺或者心脏组织组合到一起，形成复杂的器官。

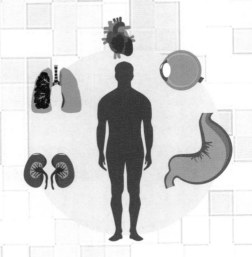

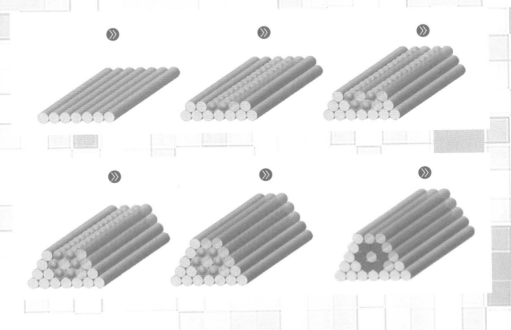

一旦研究人员能大规模打印复杂的血管系统，从打印局部组织过渡到打印完整的器官只是个时间问题。

商机无限

在一台生物打印机的侧面，贴着电影明星布鲁斯·威利斯（Bruce Willis）的照片。照片中的他睁大双眼，注视着参观者们陆续走进 Organovo 公司 140 平方米的无菌室。该公司总共有 10 台生物打印机，其中有几台是以 1997 年威利斯主演的科幻电影《第五元素》（The Fifth Element）中的角色命名的。从贴着威利斯照片的"达拉斯"（Dallas）向前走去，经过几台冰箱大小的培养箱，就能看到另外两台生物打印机"鲁比"（Ruby）和"佐格"（Zorg），在它们的机身上分别贴着演员克里斯·塔克（Chris Tucker）和加里·奥尔德曼（Gary Oldman）的照片。

《第五元素》的故事背景设定在公元 23 世纪。影片中，一台带有两条机械臂的自动设备从人手中提取了细胞并打印出一位美女。很长时间以来，科学家一直在试图实现这一奇迹。也许这一天永远也不会到来，但我们如果开发出能够将整个过程模拟化、可视化的设备仍然是个里程碑式的成就。

迄今为止，生物打印领域最缺乏，以及引发行业下一波突破的关键，或许就是高级生物打印软件。在打印诸如咖啡杯之类没有生命的物体时，3D 扫描仪在几分钟内就可以扫描生成 CAD 文件，并将文件上传给 3D 打印机。但是，在医疗领域事情就没有这么简单了。

利普森说："核磁共振不能定位出细胞在哪里，这仅是众多困难之一。器官的结构已经超出了绝大多数软件的处理能力。没有人做得出肝脏的软件模型，因为它比喷气式飞机复杂得多。"于是，看到了其中商机

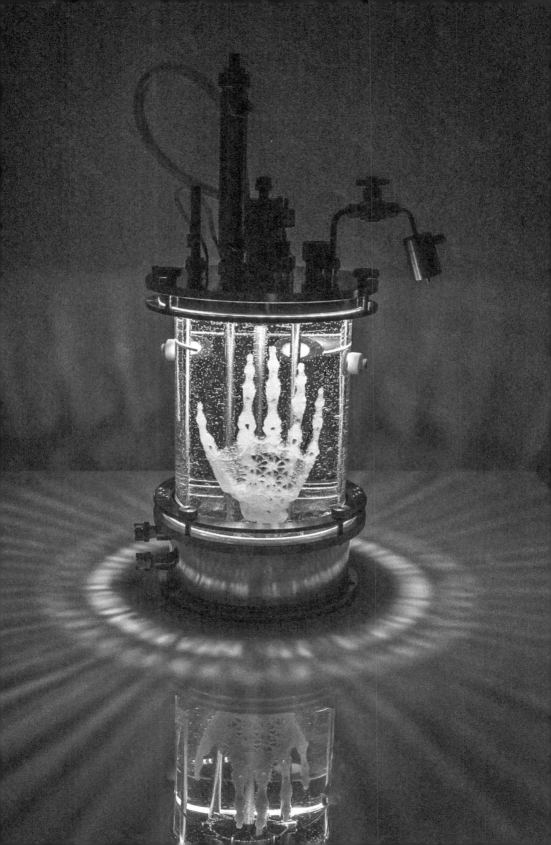

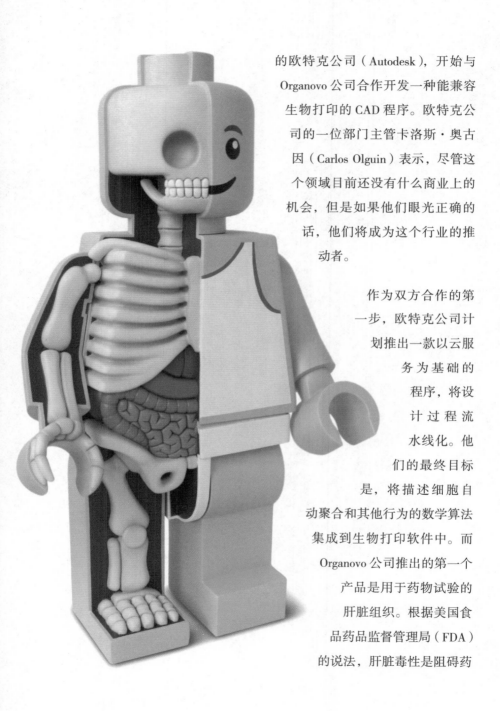

的欧特克公司（Autodesk），开始与 Organovo 公司合作开发一种能兼容生物打印的 CAD 程序。欧特克公司的一位部门主管卡洛斯·奥古因（Carlos Olguin）表示，尽管这个领域目前还没有什么商业上的机会，但是如果他们眼光正确的话，他们将成为这个行业的推动者。

作为双方合作的第一步，欧特克公司计划推出一款以云服务为基础的程序，将设计过程流水线化。他们的最终目标是，将描述细胞自动聚合和其他行为的数学算法集成到生物打印软件中。而 Organovo 公司推出的第一个产品是用于药物试验的肝脏组织。根据美国食品药品监督管理局（FDA）的说法，肝脏毒性是阻碍药物进入临床试验的最常见原因，也是已进入市场的药物被禁售的最常见原因。目前，人体试验之外，还没有其他有效的方法能够对药物的肝脏毒性进行评估，动物试验也同样不能。Organovo公司的普瑞斯内尔解释道："老鼠和其他实验动物，与人类在生理上有着很大的差异。因此，我们绝对不能因为在动物试验中取得了不错的结果就乐观地认为'太好了，这种药能行！'实际上，很多动物试验中效果不错的药物在人类身上都表现不佳。"

斯坦福大学的研究人员曾经尝试培育一种特殊的实验鼠来解决这个问题，这种小老鼠的肝脏几乎完全由人类肝脏细胞组成。这些研究者发现，一种丙型肝炎药物在这种实验鼠体内的代谢过程与人类肝脏代谢是相符的。IT行业常常采用"微图形"（Micropatterning）技术，将铜线铺设在电脑芯片上。麻省理工学院的科学家曾经也利用同样的方法，成功造出了微型的肝脏模型。不过，普瑞斯内尔指出这种方法存在的问题，微图形结构通常只有几层细胞的厚度，这阻碍了研究人员向更复杂问题发起挑战。

与之相比，Organovo公司出售的肝脏试验组织是200～500微米厚（人类头发丝直径的2～5倍）的三维结构。这种产品潜在的市场是巨大的。任何一种口服药物，无论是镇痛剂、消炎药还是抗癌药物，都必须通过肝脏毒性试验，他们公司的3D打印肝脏正好派上了用场。

英国格拉斯哥大学的化学家、神经科学家李·克罗宁（Lee Cronin）说，通常药物研发的流程是：合成药物，纯化药物，观察细胞的药物反应，寻找规律性，在动物身上进行实验，最后才进入人体试验阶段。克罗宁通过3D打印技术开发了一种简化药物试验流程的方法："我们不但能够用塑料之外的材料来打印化学实验所需的试管，甚至能用活体组织制造试管。药物实验就在组织中进行了，而且还能实时观察细胞的反应。这也是这项工作最令人着迷的地方。"

终极挑战

如果生物打印的肝脏试验模块能提供更快、更好的数据，那么新药的研发进程毫无疑问将会加快。更重要的是，它们能减少药物研发对昂贵的动物试验的需求。借助类似的技术，艾奥瓦大学的奥兹波拉特则想要打印出可供植入的胰腺组织。这种胰腺仅包括能分泌胰岛素的内分泌细胞。在移植到人体内后，这种组织能够对血糖水平进行调节，有望治疗Ⅰ型糖尿病。

生物打印技术还能为医学教育带来无尽的好处。如今，医科学生通常利用捐赠的遗体学习各种手术操作，但是对于肿瘤切除等手术来说，只有真实的操作过程才能积累宝贵的经验。

生物打印技术的优点在于，人们不仅能打印健康的器官，还能故意打印出带有肿瘤和其他疾病的器官，从而让医科学生们在进入手术室之前就积累大量的经验。

其实，打印出具备完整功能的可植入器官，才是生物打印技术的终极挑战。一旦获得成功，该技术将会对人类的健康产生深远的影响。今天，许多器官损坏的患者在焦急地等待着他人的捐献，但最终很多人都会因为等不到合适的器官而死去。导致这种局面的，不仅是患者与捐献者之间巨大的数量差异，还有一个原因：即便患者等到了一个器官，配型成功的概率也非常低。而利用患者自身细胞打印器官，则同时完美地解决了上述两个问题。

科学家们认为，生物打印技术最终不仅能够恢复人体丧失的机能，甚至还可能赋予人类前所未有的能力。普林斯顿大学的研究人员已经试着向打印的器官中整合电子元件——他们利用水凝胶和牛细胞打印出耳朵的形状，同时在其中整合了银纳米"天线"。这种打印耳朵，能捕捉到人耳听力范围之外的无线电频率。通过类似的原理，生物学家们也许能够将各种传感器内置到其他组织中，比如能监控受力水平的生物打印半月板。

　　如今，生物打印技术的进步，已经验证了科学家们在生物和工程方面非凡的创造力和技艺。在 Organovo 公司的那间无菌室里，生物打印机"达拉斯"正按照人体蓝图对细胞进行复杂的排列。而薇薇安·格珍等年轻的研究人员面对生物打印机的魔力时，几乎没有表现出一丝惊讶。对他们来说，生物打印机只不过是一种能更精确地制造器官的工具而已。一台打印机能像玩拼图游戏一样，将所有的人体碎片放到正确的位置。然而，让人始终感到疑惑的是，这些碎片聚到一起的原因是什么呢？至少到目前为止，这个问题只有生命本身才能回答。✖

生物打印机工作原理

"NOVOGEN MMX"是 Organovo 公司开发的第一代商用 3D 生物打印机，它正在被用于打印肝脏组织，很快就能帮助生物化学家进行药物试验。下面，让我们来看看这种打印机是如何工作的。

步骤一

工程师们在打印机上安装两个注射器。注射器（A）内的生物"墨水"由含有成千上万个肝实质细胞的细胞簇球构成。注射器(B)内的生物"墨水"则是由支持细胞发育的非肝实质细胞和起润滑作用的滑水凝胶构成。

步骤二

电脑上的软件向 3D 打印机发出指令，控制与机械臂相连的步进电机启动并将打印头（C）与注射器（B）一起放下，开始进行打印。打印出来的形状看上去就像是 3 个连接成蜂巢结构的六边形。

步骤三

位于打印面侧方的火柴盒大小的三角测量传感器（D）追踪注射器尖端的位置，计算其沿着 X 轴、Y 轴和 Z 轴的运动距离。通过这种精确的位置信息，软件就能计算出应该将注射器（A）移动到什么位置。

步骤四

机械臂将打印头（E）与注射器（A）放下，在蜂巢结构内注入肝实质细胞。

步骤五

工程师们将孔板(F)取下。在孔板中含有 24 片已经打印完成的微组织，每片大约 250 微米厚。之后这些微组织被放入培养器，细胞在里面继续聚合成为复杂的肝组织结构。

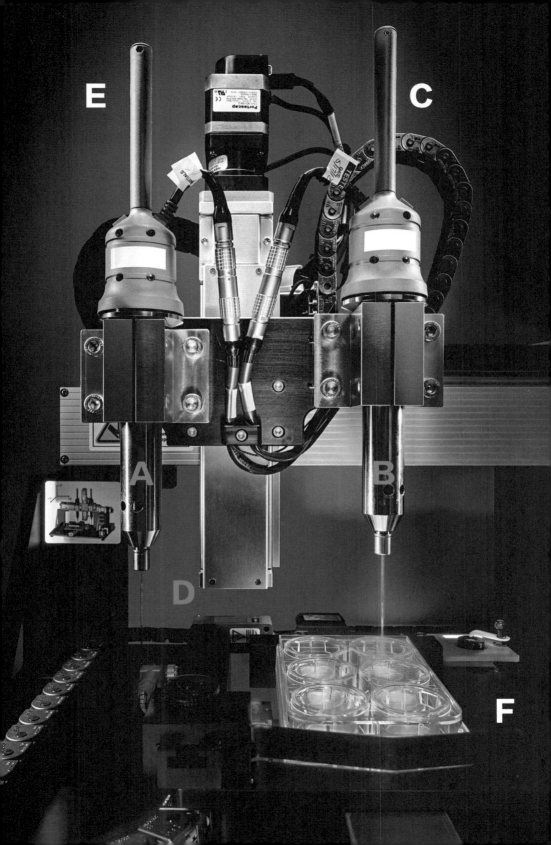

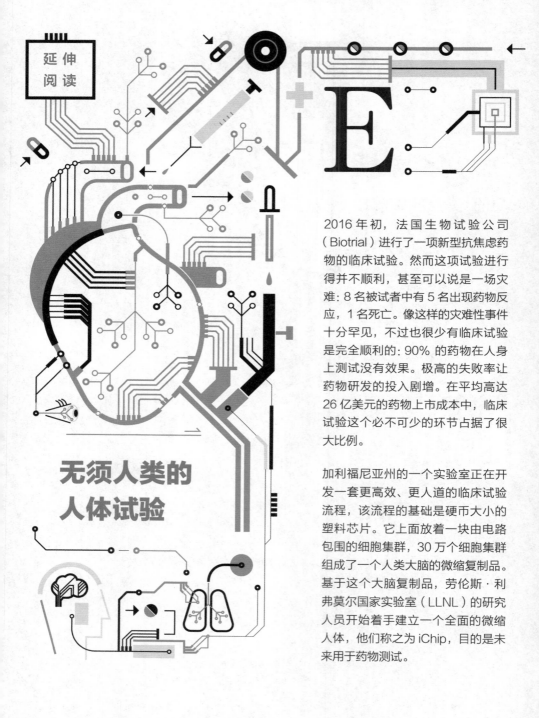

无须人类的
人体试验

2016 年初，法国生物试验公司（Biotrial）进行了一项新型抗焦虑药物的临床试验。然而这项试验进行得并不顺利，甚至可以说是一场灾难：8 名被试者中有 5 名出现药物反应，1 名死亡。像这样的灾难性事件十分罕见，不过也很少有临床试验是完全顺利的：90% 的药物在人身上测试没有效果。极高的失败率让药物研发的投入剧增。在平均高达 26 亿美元的药物上市成本中，临床试验这个必不可少的环节占据了很大比例。

加利福尼亚州的一个实验室正在开发一套更高效、更人道的临床试验流程，该流程的基础是硬币大小的塑料芯片。它上面放着一块由电路包围的细胞集群，30 万个细胞集群组成了一个人类大脑的微缩复制品。基于这个大脑复制品，劳伦斯·利弗莫尔国家实验室（LLNL）的研究人员开始着手建立一个全面的微缩人体，他们称之为 iChip，目的是未来用于药物测试。

一位 iChip 研究员希瑟·恩赖特（Heather Enright）说："对于注射疗效未知的药物，人们一般心存疑虑。"不过，在动物身上进行药物测试所得到的信息有限。例如，肿瘤在实验鼠和人类身上的发育演变情况是不一样的。如果使用 iChip，新药物可以注射到"迷你器官"内，研究人员既能监测药物效果，同时也不会伤害任何人。

除了大脑和周围神经系统，LLNL 的科学家还制造了一个粗略的心脏模型和一系列的 3D 打印血管，并计划将它们与器官连在一起，做成一套完整的脏器系统。虽然最终产品看起来不像缩小版的人类内脏，但是细胞、血管和神经元构成的系统将执行和身体内脏器相同的功能。项目首席研究员伊丽莎白·惠勒（Elizabeth Wheeler）说："现在最大的挑战是'如何让细胞在设备上健康生长'。"细胞非常脆弱，环境湿度或酸碱度的微妙变化就能致其死亡。这就是为什么 LLNL 团队宣布的成果如此引人注目，他们维持了人类的一部分神经系统正常运作长达 23 天，创造了纪录。

哈佛大学、麻省理工学院和洛斯阿拉莫斯国家实验室（LANL）也在建立他们自己的可能与 iChip 相连接的微型器官。芯片上的器官也可以用特定患者的细胞制成，从而找到治疗该患者的最佳方案。LANL 研究员珍妮弗·哈里斯（Jennifer Harris）说："每个人对药物的反应都不同。这种个性化的解决方案可能是医学的未来。"

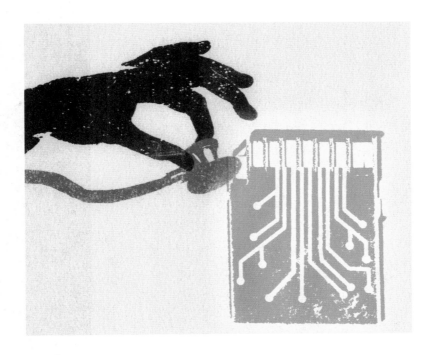

缔造心脏

没有心跳的人造心脏

只有放弃模仿心脏的天然工作方式，才能永远解决人造心脏的问题？看看医生们是如何重新发明人类心脏的。

人造心脏的阿喀琉斯之踵

一头名叫"美琴"（Meeko）的牛犊紧挨着干草堆站着。它的胃口看上去并不是太好，而且还有点烦躁。它不时地抬头扫一眼，仿佛觉得很奇怪——为什么有这么多拿着笔记本的人围观它。

14个小时前，医生把美琴还在跳动的心脏从身体里取了出来，放在一个塑料托盘上。现在看起来，这次手术似乎并没有给美琴带来什么不良影响。此刻的它正一边悠闲地咀嚼着干草，一边甩着尾巴驱赶牛虻。这一切都毫无疑问地表明美琴还活着——但它头部上方的心电图监视器上显示的却是一条直线。如果把听诊器贴到它温热的腹部，你听到的将不是"扑通扑通"的心跳声。实际上，听诊器里的声音更像是牙医的钻头或者是船舶发动机在水下发出的声音。显然，某种设备在维持着美琴的生命，但它绝对不是心脏。

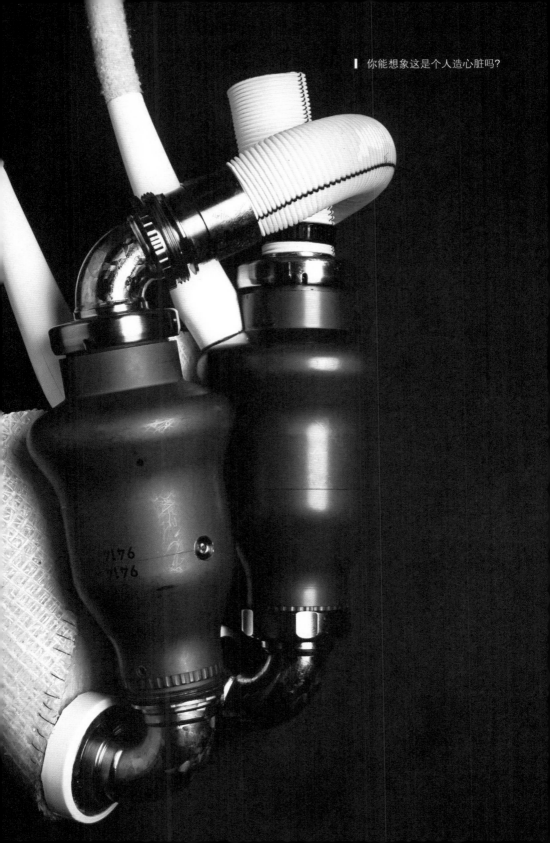

你能想象这是个人造心脏吗？

每年，仅在美国就有 500 万人患上心力衰竭，但是可供移植的心脏只有约 2000 颗。显而易见，人造心脏有助于解决巨大的供需差距，但造出一个人造心脏有多难呢？从本质上来讲，心脏就是个水泵，而人类制造水泵的历史，从公元前 3000 年两河流域的人们发明了将水提到高处的桔槔时就开始了。实际上，几乎从杜鲁门当美国总统的时代开始，医生们就在考虑用机器来取代心脏了。

为什么他们到现在还没有成功？在回答这个问题之前，你可以先找一个 1 千克重的哑铃，然后开始曲臂锻炼。虽然 1 千克根本不算什么，但是你能连续坚持多久？ 20 分钟，1 个小时，还是 2 个小时？我们的心脏日夜不停地操劳着。人的一生中，心脏要跳动约 3500 万次，1 分钟的休息时间都没有。如果用金属和塑料制造的心脏要维持同样强度工作的话，18 个月大概已经是不可逾越的极限了。

技术困难的关键在于"跳动"。在第一批构想人造心脏的先驱者中，不得不提口技演员保罗·温切尔（Paul Winchell）的名字。温切尔不在电视摄像机前进行表演的时候，就会研究和开发人造心脏，他申请了 30 项相关专利，其中包括与亨利·海姆利希（Henry Heimlich）医生一起发明的著名的防噎救护方法。

直到著名的 Jarvik-7[1]出现，发明者们所构想的人造心脏都是模拟真实心脏的动作。在他们的方案中，来自人体静脉的暗红色

① Jarvik-7，第一台能替代人类心脏的机器，发明于 1982 年，只能短暂工作。

血液流入人造心脏的一个舱室中，随后被泵入肺部，并与氧气混合。这些富含氧气的鲜红血液会被抽进人造心脏的第二个舱室，经此回到身体中去。

不过事实证明，用金属和塑料来模拟心脏的运作有许多无法克服的缺点。首先，无论是 Jarvik-7 还是它的升级版本，都需要使用体外空气压缩机。借助穿透皮肤的管道，空气压缩机让人造心脏中一个舱室的气囊充满气体，推动血液流向肺。之后，压缩机会再给人造心脏另一个舱室中的气囊充满气体，从而推动血液流回身体。两个气囊以固定的频率交替收缩和膨胀。这种设计确实行得通，但是使用者必须要忍受巨大、丑陋的空气压缩机一天 24 小时在身边嗡嗡作响。尽管这比死于心力衰竭要好，但却会让生活质量一落千丈。第一位使用 Jarvik-7 的患者巴尼·克拉克（Barney Clark）在植入人造心脏的 112 天时间里，曾数次恳求医生，还是让他死了算了。

实际上，克拉克就算不死，也不可能长久地使用 Jarvik-7。在跳动的机械心脏中，气囊和其他活动的部件总是磨损得很快。这也是为什么在 Jarvik-7 发明之后将近 30 年的时间里，人造心脏仅被作为"移植手术前的过渡"——多给患者一些时间，等待真正心脏移植手术的到来。

不幸的是，真正的心脏如今越来越难找了。合格的移植心脏需要来自一个供血系统健康、却死于意外的人。然而，随着汽车安全性的不断提高以及对安全带和摩托车头盔的强制使用，健康心脏的供应日渐缩减。与此同时，随着世界人口数量的增加和其他疾病被攻克，对心脏的需求正在与日俱增。而且就算是足够幸运等到了一颗可供移植的心脏，接受移植的患者还必须要过人体排异反应这道鬼门关。

也许，制造与自然心脏工作方式相同的人造心脏是个愚蠢的想法——就像达·芬奇当年设计拍打翅膀的飞行器一样不靠谱。自然并非总是最好的设计师。因此，如今的人造心脏已经不再模拟心肌的动作。实际上，它们更像是一个呼呼作响的小螺旋桨，推动血液以恒定的速率在人体中流动。在经过 5 亿年的演化后，人类的身体已经习惯了血液以脉冲的形式通过。然而，脉搏也许并不是必需的——目前已经有 50 多头小牛和至少 3 个人，在血液平缓流淌的情况下健康地活着。

"他的伟大心跳，在我们的身体内变成了微小的搏动。" 20 世纪初，奥地利著名诗人赖内·玛丽亚·里尔克（Rainer Maria Rilke）在描述上帝时这样写道。但是，今天我们也许不再需要这样的搏动了。

车库里的心脏

位于美国休斯敦的得克萨斯医疗中心是一座"城中城"，它下属的 13 所医院和 21 所学校占据的面积比纽约中央公园还要大。在垫高的人行道、轻轨列车和玻璃摩天大厦之间穿行，会让人产生错觉，以为自己迷失在了科幻电影里。每天有 10 万人在这里工作和学习，这里甚至还有自己专属的邮政编码。

得克萨斯心脏研究所（Texas Heart Institute）在其中的一座摩天大楼里。比利·科恩（Billy Cohn）医生也在这里工作，他是一个 50 出头、头发稀疏，有着蓝色眼睛的壮汉。假如他的母亲看到了他那办公室里的摆设，毫无疑问会暴跳如雷。这里看上去就像是"疯狂科学家俱乐部"，所有角落都被骨骼、工具、金属器件、线缆、小雕像、卡牌和可以用来讲解达尔文进化论的玩具（马蹄蟹、各种猴子和长着灰色胡须的智人）占据。一台静电发生器不时地发出一道道闪光，一个人类心脏的 3D 模型在科恩的桌子上发着微光。就连他的文件柜看上去也充满了诡异气息，表面布满了金属凸起。

"这些都是稀土磁体！"科恩总会一边大声说，一边从柜子上用力拔下一小片金属，把它放在到访者的手上。这片金属的大小和一块橡皮差不多，但在松开手后，它会像颗出膛的子弹一样飞回文件柜，发出"叮"的一声。"超强磁力！"科恩说。他曾经尝试用稀土磁体把导管送入人体深处，或者用磁体将微小的载荷一直运送到动脉，从而避免切开患者的身体。

在科恩办公室的一面墙上挂着四把勺子（就是在自助餐厅常见的那种），其中的一把完好无损，另外的三把上面却带着纵横交错的各种切口。一年前，科恩在自家的车库里对这些汤勺进行了"惨无人道的折磨"，试图解决在固定住心脏的同时对其进行手术的技术难题。在标准的心脏手术中，医生首先要停止心脏的工作，将病人连接到心肺机上，但是这种方法的危险性很高。科恩的发明不仅能够将心脏固定住，同时医生还能对心脏进行切割或缝补等操作。透过勺子上的缺口，医生能看到心脏的部分表面并进行手术，与此同时，心脏的其他部分却在勺子的下面自由跳动着。科恩将这种创意进行改进后卖给了医疗器械制造公司，目前他们正在全世界推广这种工具。

科恩小时候就显现出了超强的动手能力，曾在家中的车库和大哥约翰一起制造火箭，约翰如今已是IBM公司技术水平最高的人之一。在科恩办公室的满墙剪报之间，挂着一个细长的物体，就像潜水员用的鱼枪。其实它是科恩发明的另一种心脏手术用的工具，所有部件都是由他车库里的旧零件加工而成的。但是，如今小牛美琴胸腔里的那颗人造心脏，才是他最着迷的东西。

从20世纪90年代中期开始，利用涡轮设备为心力衰竭的患者提供辅助已被医学界所接受。科恩在研究伙伴巴德·弗雷泽（Bud Frazier）医生的帮助下，尝试用这种技术完全取代心脏，而不是仅仅提供辅助。科恩总是要在桌上的"垃圾堆"里翻一阵子，才能找到两个灰色的金属圆筒。

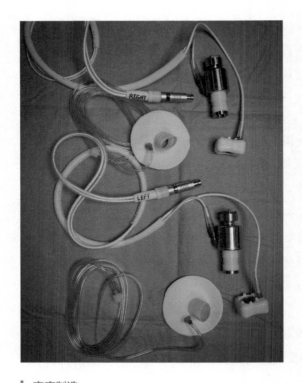

它们是科恩人造心脏的关键部分——大小与调味瓶相仿的涡轮机，彼此之间通过白色的管子连接。每个涡轮机的另一端连接着涤纶材质的白色锥体，医生需要将其连接到患者心房的剩余部位。设计必须十分精细。

家庭制造

科恩为了制造人造心脏，去掉了传统左心室辅助设备的空气泵，而其他组件是从超市采购并自行加工的。

科恩制造心脏的材料必须是"亲血性"的，其结构要有一定弹性，而且体积不能大——体内的空间极为有限。科恩还说："要把它缝在身体里，针孔不能渗血，整个过程要易于在手术室里操作。"科恩很早就从五金店买了一些普通的涤纶材料，然后又从超市买了硫化硅胶涂到涤纶表面。这些都是他在自己家的车库里完成的，他妻子称它们是洋娃娃的外衣。

科恩的设计解决了人造心脏最大的问题：使用寿命。与科恩办公桌上的那个涡轮机完全相同的机器已经在实验室里连续工作了8年，没有显现出任何损坏的迹象。这种设计的另外一个优势在于，它工作时所需的电池只有老式录像带大小，患者可以将电池随身携带。尽管还是有点笨重，但这跟一台洗衣机大小的吵闹机器24小时捆在一起比较起来已经好得多了。

尽管这些理论听起来似乎很完美，但对于很多人来说，"让生命在没有脉搏的情况下生存"的想法依然很难接受，这听起来就像是街头骗子的把戏。人怎么可能在没有最基本生命特征的情况下生存呢？还有，怎么会有人产生这样的想法呢？

2000 年前的启发

20世纪60年代的一个寂静夜晚，对实用人造心脏的渴求就像暗夜中的一道霹雳击中了巴德·弗雷泽。作为一名血气方刚的医科学生，弗雷泽刚刚目睹了传奇心脏外科医生迈克尔·德贝基（Michael DeBakey）打开一名24岁青年的胸腔，并安装了一个新的心脏瓣膜。但在当晚的后半夜，这名青年的心跳停止了。当时弗雷泽刚好来到病房，于是他握住这位青年温暖而虚弱的心脏，握紧、松开，再握紧、再松开，用这种方法维持血液的泵送。在弗雷泽用自己的双手代替对方心脏搏动的过程中，这名青年一直活着。弗雷泽被这个结果深深地鼓舞了，他一直不停地努力着。随后，这名青年睁开了双眼，紧盯着他。

后来，德贝基对他说："别白费力气了，住手吧。我们救不了他了。"患者的亲属也对他说了同样的话。当时弗雷泽根本不想停下来，因为那个垂死的小伙子一直用眼睛盯着。但最后他还是放弃了，小伙子也死了。弗雷泽心想："假如我的双手能帮助他延长生命，那么我一定能开发出某种实现同样功能的医疗设备。"如今已白发苍苍的弗雷泽，是得克萨斯心脏研究所一名德高望重的专家。他十分冷静，说话文雅，与他的合

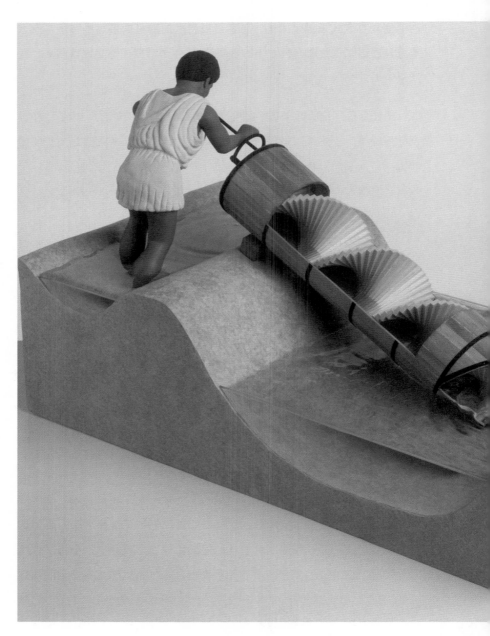

埃及村民使用的"阿基米德螺旋泵"模型。

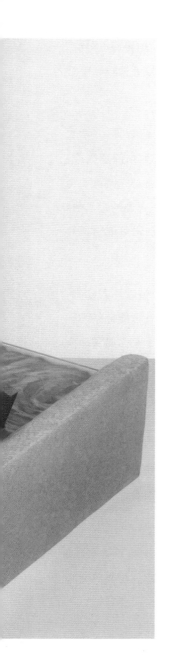

作者——语速既快又大嗓门的科恩，形成了鲜明的对比。

外科医生、工程师理查德·万普勒（Richard Wampler）的人造心脏之路，开始于埃及的一个村庄。一直以来，万普勒就对医疗设备有着很高的热情。1976年，他以志愿者的身份去埃及执行一项医疗任务，却意外发现当地村民利用"阿基米德螺旋泵"把水从井里抽到高处。这种以阿基米德的名字命名的设备非常简单，就是在管子中安装一个螺旋结构，螺旋结构旋转的同时就会把液体带上来。这些村民汲水的画面从未在万普勒的脑海中消失。在那之后不到10年，万普勒就为一种在人体内输送血液的设备申请了专利。这种设备不需要脉搏，而是利用阿基米德螺旋结构工作。"我的发明一般都是这样来的，"他曾这么说，"在慢跑或者躺在游泳池中的时候，灵感就自然涌现出来。"

20世纪80年代初，弗雷泽已经是一位著名的心脏外科专家。万普勒将他自己造的人造心脏原型带给了弗雷泽。当时心脏外科领域里最热门的想法是，在患者的胸腔里安装一个小型泵，用它来辅助患者的心脏推动血液流遍全身，但这个泵不是彻底取代心脏（右心室的功能依然留给患者原本的心肌完成）。由于这种辅助性的工作模式，这种泵也被称为左心室辅助设备（LVAD）。问题在于，采用这种辅助心脏的患者，依然需要与令人讨厌的空气压缩机固定在一起。同时，由于 LVAD 采用与心脏类似的搏动泵血方式，损坏得也很快。于是弗雷泽和万普勒想到，阿基米德螺旋也许能成为一种更长效、更舒适的解决方案。

在心脏外科领域工作的绝大多数从业者都过于小心谨慎。许多学术期刊都退回了弗雷泽的论文。他们说，就算弗雷泽对这种东西感兴趣，广大临床患者却对它没有任何兴趣，而且它在治疗心脏衰竭方面也不会有任何作用。弗雷泽感到，自己就像是让一群山羊见证了奇迹的魔术师。他并没有放弃。在弗雷泽看来，用阿基米德螺旋运送血液最可能引发的问题就是机械力对血液造成破坏。

普通人所能够承受的极限是每 20 万个细胞中有一个被破坏的细胞。而连续流动的涡轮机就像搅拌机一样高速旋转，似乎很有可能把红细胞破坏。要回答这个疑问只有一个办法，进行动物实验。于是，弗雷泽尝试将以阿基米德螺旋结构为基础的连续流动涡轮机移植到小牛的体内，不是完全替代小牛的心脏，而是仅作为左心室的辅助。用于动物实验的设备还很原始且粗糙。小牛体内的螺旋结构甚至得通过旋转的钢索与体外的电动机相连。不会有人愿意安装这样的东西，但这个实验却证明了阿基米德螺旋的设计是有效的，涡轮机并没有对血液造成破坏。弗雷泽猜测，也许是因为红细胞通过涡轮的速度足够快，从而避免了破坏。

正当弗雷泽将 LVAD 设备安装到小牛体内的同时，一位名叫戴维·索西耶（David Saucier）的美国航空航天局（NASA）工程师接受了弗雷泽的老师德贝基主刀的心脏移植手术。由于手术后索西耶多次到得克萨斯心脏研究所拜访德贝基，因此对弗雷泽的项目有了一定了解。

几年前，索西耶曾在航天飞机项目组任职，负责整合将航天飞机燃料送到主发动机的泵。也许，这些泵中的某些设计能够帮助人们改造出更好的血液泵，开发出不再需要连接体外电机的产品。索西耶敦促 NASA 与贝勒医学院（也是得克萨斯医疗中心的一部分）进行了一次联合研究。结果显示：将螺旋结构和电机的尺寸压缩到足以移植到人类胸腔内的大小是相当困难的。当工作推进得很困难的时候，参与研究的一名医生向 NASA 的工程师抱怨道："既然你们能将人类送上月球，为什么就不能造出一种更好的血液泵呢？"这名工程师回答道："因为在将人类送上月球这件事上我们获得了大量的资金，但是血液泵没有。"

推心脏一把

截至 1995 年，索西耶启动连续流动血液泵方面的非正式研究已有 11 个年头了。NASA 与贝勒医学院的一些研究人员参与创立了一家名为 MicroMed①的公司，希望将血液泵产品推向市场。在那之后的第三年，欧洲的外科医生才将 MicroMed 公司生产的一台连续流动血液泵植入到了一位患者的体内。但是现在，MicroMed 有了竞争对手。一家名为 Thoratec②的公司也开发了自己的阿基米德螺旋结构血液泵产品，并通过了 FDA 的审查程序。急于获得领先地位的 MicroMed 公司犯了泡

① MicroMed，1994 年成立的公司，致力于人造心脏的研发。
② Thoratec，1976 年成立的公司，主要研发和销售心脏病相关的医疗设备。

沫时代的错误，让自己被一家对冲基金公司收购。随着泡沫的破灭，这家基金公司终止了连续流动血液泵项目上的投资，它的主要股东还面临着欺诈的诉讼。踏着 MicroMed 公司的残骸，Thoratec 公司快速发展，很快将自己的新一代产品"HeartMate Ⅱ"投入了临床试验。

HeartMate Ⅱ同样以阿基米德螺旋结构为基础，在它的轴线中装有磁

体，圆柱形的内壁上装有电磁线圈——这个调料瓶形状的装置与科恩的设计十分类似。电流驱动螺旋结构以 8000 转 / 分钟至 12000 转 / 分钟的速度旋转。承载主轴的轴承采用人造钻石制造，依靠血液自身进行润滑。与便携式电池连接后，它能让患者过上相对正常的生活。而且按照设计，HeartMate Ⅱ 会永远地留在患者的胸腔里工作，而不仅仅是"移植手术之前的过渡"。患者原本的心脏依然在工作，连续流动血液泵不过是让血液流动得更好一些。

后来，故事又发生了转折。2003 年 11 月，弗雷泽在一名中美洲年轻人的胸腔里安装了刚刚获得批准的 HeartMate Ⅱ，以辅助其衰弱的心脏工作。这名年轻人只能说几句英语，而他的家人一句英语也不会说。因此，这家人没有一个听懂了弗雷泽让他们经常回医院来进行复查的指示。年轻人走出医院后，从此就消失了。

当他在 8 个月后再次回到医院的时候，弗雷泽把一个听诊器按在了这个年轻人的胸腔上，但是弗雷泽在听诊器里没有听到一丝心跳声。这名年轻人的心脏依旧跳动得异常微弱，但是它的心室的开闭却是正常的。尽管 HeartMate Ⅱ 被设计用来辅助心脏的工作，但是在这个病例身上它似乎取代了心脏，很好地完成了这项工作。HeartMate Ⅱ 不仅仅帮助左心室把富含氧气的血液推送出去，而且独自强力地推动血液在全身流动，推动血液穿过几乎无用的心脏前往肺部，再流回心脏，完成整个循环并重复这个过程。这位年轻人说，他之所以一直没有回来进行复查，是因为他从未感觉到有任何不适。

Thoratec 公司于 2008 年获得了 FDA 对 HeartMate Ⅱ 的批准。到目前为止，外科医生已经在世界范围内为数万名患者在胸腔内安装了连续流动 LVAD 设备（其中包括美国前副总统迪克·切尼），但是像中美洲年轻人那样的病例是极其罕见的。虽然有报纸宣称切尼没有脉搏，但事实上切尼表示他和绝大多数接受移植的患者一样，在持续体验"每次心跳带来的脉搏"。尽管患者的脉搏微弱到只有动脉内压力传感器才能检测到，但是它们仍然存在。患者将便携电池挂在腋窝下方，就可以四处活动了，他们的心脏依然在跳动。自从 2004 年弗雷泽邀请比利·科恩到得克萨斯心脏研究所后，他们已经为许多病人安装了新型 LVAD。在他所演示的病患视频中，有一名接受了移植的患者在打篮球，还有一个人参加了街舞比赛。

LVAD 让医学界曾经普遍认为不可能的事情变成了现实：它逆转了心力衰竭。直到最近几年，心脏损伤一直被认为是永久性的。但是看起来，在移植 LVAD、减轻了原本心脏负担后，某些心力衰竭患者的心脏组织开始恢复，并重新健康生长。这有点像是在扭伤的脚踝处裹上石膏。在脚伤养好后病人就可以把石膏去掉了，这一点是医生们之前从未想到的。

但是，并非所有的心脏损伤都能恢复。一些心脏有了 LVAD 的辅助后依然在不断恶化。这些病人唯一的选择就是器官移植，或者干脆将其用机器取代。那个中美洲患者的病例让弗雷泽和科恩有了信心。至少在理论上，用连续流动血液泵完全取代心脏是可能的。但是这也引出了一个此前从未有人思考过的、可能超出人类想象力的问题：难道心跳和脉搏并非是生存必需的，只是我们还没有想到这一点而已？科恩想到了淋巴系统。与血液不同，负责输送淋巴液在体内流动的淋巴管本身并不提供动力，它们环绕在动脉周围，依靠脉搏获取输送淋巴液的动力。

没有心跳的活人

脉搏驱动淋巴流动是一个可能性。但是到目前为止，科恩还没有发现任何连续流动血液泵会给淋巴循环带来问题——就像弗雷泽的那位中美洲患者一样，有非常少的人在没有心跳和脉搏的情况下依然活蹦乱跳地活着。万普勒就有这么一位神奇的患者。这位名叫瑞赫尔·埃尔默·雷格（Rahel Elmer Reger）的患者的心脏属于丧失功能的"石化心脏"，但是她仍然舒适地生活在纽约北部。

2009 年，当雷格最终决定接受心脏瓣膜置换手术的时候只有 36 岁，是两个幼小孩子的母亲。当时她还没有表现出任何症状，但是她的心脏医生说鉴于她从儿童时期就开始的心跳无力状况，她真的是时候接受手术了。否则的话，总有一天她的主动脉瓣会无法打开，进而堵住血流。于是，雷格安排好了工作上的事情，住进了医院。她估计自己会在医院里躺 7 ~ 10 天。

由于某些未知的原因，瓣膜手术后她的心脏无法重新启动——无论她本人还是她的医生都不确定究竟是哪里出了问题。她在心肺机上度过了对身体损伤极大的 14 个小时。"做好永别的准备吧。"医生对她的丈夫提姆说。提姆看到他妻子躺在重症监护室里，房间内摆满了电子仪器，依靠两台巨大的体外空气泵维持着生命。从现场的情况来看，她已经不可能再站起来了。

在雷格体内出现危险的血栓后，医生关掉了左侧的空气泵，并在她的胸腔内安装了 HeartMate Ⅱ。由于安装之后她的反应良好，医生干脆把右侧的空气泵也关闭了。雷格原本的心脏从那以后再也没能跳动。它依然留在她的胸腔里，但是几乎再没有任何动静。不过，HeartMate Ⅱ 似乎足以驱动她的血液在身体里流动。在这段她原本以为只需要 7 天的住院过程延续到了第 72 天的时候，雷格终于回家见到了女儿，而她的心脏没有一丝跳动。

雷格的身高只有 1.5 米，但是双眼炯炯有神，大嗓门中夹带着她在瑞士和德国度过的童年时期留下的说话不发重音的习惯。如今她总是背着一个小登山包，一根电线从包里伸出来，消失在衬衫里。直到现在，她还清楚地记得住院的那段日子。当提姆告诉她，她的家人正从瑞士赶来的时候，她就知道情况不妙了。雷格的心脏并没有好转，但是这似乎没什么影响。就像那个中美洲患者一样，雷格的心脏已经完全停止了工作。理论上，她应该已经死了；但实际上，她感觉良好，每天在家照顾女儿，并出去散步 3 公里。她的手腕温热，但是却没有一丝脉搏。

迄今为止，没有脉搏的生活并没有给雷格的淋巴系统或其他任何方面带来问题。背在身上的小登山包里装着两块锂离子电池和她的HeartMate II 电脑控制器。一根电线穿过雷格肩膀上的洞，与控制器相连。毫无疑问，她的生活一刻也离不开这个背包。她的表妹有一次不小心把电源给切断了——当时她正在演示怎么换电池，结果表妹把其中的一块电池给弄松了。在随后惊慌失措的一秒钟内，她表妹把另一块电池也给弄松了。雷格大喊："快住手！"然后就昏了过去。心脏驱动设备大声地报警，表妹赶紧把电池重新连接好，雷格才醒了过来。她只昏迷了大约10 秒，但这却把她表妹吓坏了，差点直接飞回瑞士去。

雷格和那名中美洲患者的故事证明，人类确实可以在没有脉搏的情况下生存，真正地生存。但是，弗雷泽和科恩想要的不是这些病人无意之间实现的奇迹，他们希望使其成为一种常态。在他们看来，与其设法辅助患者们天然的心脏，还不如干脆用两台涡轮机替代：一台完成左心室的功能，另一台完成右心室的功能。

数年的等待之后，他们终于得到了盼望已久的机会。一名 55 岁的患者来到得克萨斯心脏研究所就医，这位名叫克雷奇·刘易斯（Craig

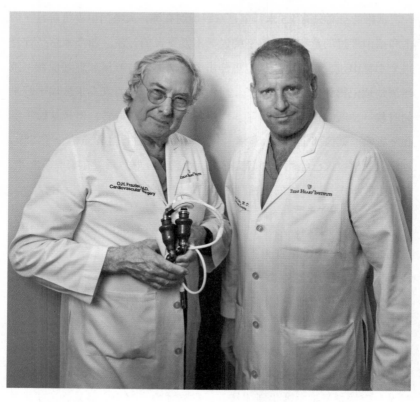

双涡轮机

弗雷泽和科恩在仅依靠连续流动人造心脏的情况下，维持了一名患者5个星期的生命。

Lewis）的病人患上了名为"淀粉样变性"的疾病。这是一种非常罕见的疾病，患者体内会产生"变性蛋白质"。这些变性的蛋白质被科恩形容为"无法溶解的淤泥"，它们会逐渐填满患者的脏器。在患病后不到半年的时间，刘易斯就从一名健康人衰弱到了死神已经来敲门的程度。

医生将刘易斯连到了心肺机上，同时用另一台设备来代替他肾脏的功能。但是，他不断出现心搏骤停的情况——将他再次连到心肺机上看来已经不可行了。按照刘易斯的病情，他连接到心肺机上的时间不能超过 5 天，但是实际上他已经连接 14 天了。当时，科恩很自然地想到了人造心脏——刘易斯现在的病情，即使进行心脏移植手术也回天乏术，淀粉状蛋白会再次攻击新移植的心脏，使它迅速失效。刘易斯也清楚自己没有太多的选择，于是他决定冒一次险。科恩切除了他患病的心脏，用一对 HeartMate II 替换了它。

手术后的第二天，刘易斯就能从病床上坐起来，与家人交谈了。作为一名积极乐观的工程师，他甚至还教会了科恩更好地替换心脏的方法。但是，由于刘易斯的肝脏同样被淀粉状蛋白严重损坏，他在接受心脏手术后的第 5 个星期失去了意识。在他家人的要求下，科恩关闭了 HeartMate II 的电源。尽管如此，刘易斯仍然多了 5 个星期的生命——这段时间已经足够他跟家人和朋友告别了。虽然刘易斯去世了，但这仍是一段传奇。这 5 个星期也向弗雷泽、科恩证实了：两台小小的连续流动血液泵，有能力取代天然的心脏。

小牛美琴的新心脏

科恩走进手术室的时候，小牛美琴的全身都罩在一块蓝色的外科手术袍下。罩袍上只露出一块血红矩形大洞，那就是美琴的胸腔。在其他辅助人员做好了准备工作后，科恩走了进去，像往常一样完成了这个奇迹。

手术过程总共有 28 个人参与，包括负责心肺机的技术人员、麻醉师、兽医、摄影师，还有睁大了双眼的好奇的医科学生。所有人都在走动并伴随着低声交谈，场面看上去就像一场大型酒会，而唯一的不同是所有的客人都戴着口罩，你只能看见他们在口罩后面露出的双眼。在场的客人中，还包括 MicroMed 公司的布赖恩·林奇（Bryan Lynch）。MicroMed 在被对冲基金击倒后，如今又重新站了起来。手术前一段时间，林奇与其他几个人合资从基金公司的手中以 200 万美元的代价重新买回了他们的公司，并更改了产品的设计：将磁体从轴线挪到了螺旋上。这种改进缩小了轴线的尺寸，加大了螺旋的直径，意味着螺旋能工作更长时间。辅以新的碳化硅轴承，改进设计还有望能减少血栓产生的危险。科恩移植到美琴胸腔里的就是 MicroMed 公司的新产品。

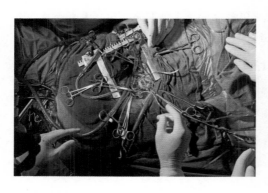

低技术
缝合心脏的过程看上去就像是平淡的针线活：低技术含量，而且显得随意。

在手术室的天花板上挂着一台平板电视，科恩前额上的微型摄像机拍摄的图像会直接传到这里显示出来，让所有人都能清楚地看到手术全程。医科学生都全神贯注地盯着屏幕，看到了小牛美琴那颗鲜红的、正在扑通扑通跳动的心脏。科恩首先剥离了小牛心脏周围的组织。电烧灼手术刀在碰到血肉时，发出了"嘶嘶"的响声（同时还飘出了牛排的芳香）。随着被剥离掉的组织越来越多，生机勃勃的心脏也越来越多地露了出来。

"开始！"科恩喊道。这是心肺机启动的信号。在一阵轰隆声中，暗红色的血液从小牛身上的一根厚壁透明塑料管中流了出来，与此同时，另一根管子又把鲜红的血液送回到它的体内。随着几个快速、深入的动作，科恩把小牛的心脏割了下来，用手掌托着它。他在小牛的胸腔里留下了心房——大血管进出的地方。心脏剩余的部分被放在盆里之后依然在不停跳动，因为在小的冠状动脉中依然残留着一定的血液可以为心肌供能。

随后，科恩用橡胶涤纶线在心房上缝了几圈。他的手法没有多少技术含量，看上去就像是日常的针线活，而且因为动作迅速而显得有些随意。几分钟之后，他缝出了两道白色的面包圈形状的针脚。科恩

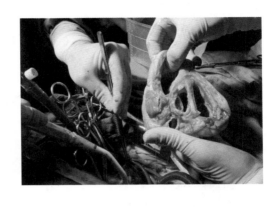

把浸泡在生理盐水中的人造心脏拿了出来（橡胶涤纶线原本也同样浸泡在里面）。尽管机器上标注着"非人类使用"的字样，但是它的尺寸依然比 HeartMate II 要小，这也正是 MicroMed 公司希望改进的地方。

跟刚才一样，科恩继续手脚麻利地将这台设备缝在了心房上。当心肺机关闭、涡轮机启动的时候，人们听到的声音很小（相比之下，在总计 3 个小时的手术中，心肺机经常发出很大的声音）。血压计上显示的血压不再是 80/120 这两个数字，取而代之的是恒定的 78。正常情况下的血压有两个数值，即舒张压和收缩压。但是美琴只有一个血压，它的脉搏成了一条直线。曾经被无数诗人和文学家反复歌颂过的心跳在美琴的身上已经完全消失不见。假如这些文人看到今天的这一幕，不知会有怎样的感想。

科恩经常向周围的人炫耀自己变硬币、猜扑克牌的魔术。按照他自己的说法，这是为了反驳科幻大师亚瑟·克拉克著名的"任何先进技术

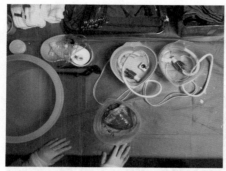

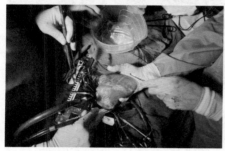

两颗心
在安装人造心脏之前，外科医生必须摘除真正的心脏。一台心肺机负责在过渡期间维持试验用小牛犊的生命。

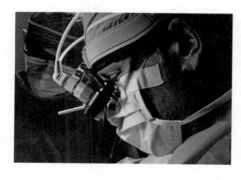

科恩和弗雷泽已经在 50 头牛犊的体内安装了连续流动人造心脏，其中的一些牛犊已经活了三个多月。

都与魔法无异"这个观点。他表演完魔术后常常向观众解释："心脏手术其实和魔术一样，都有事先计划好的剧本。"

在不了解流程的旁观者看来，科恩只是在美琴的胸腔里随便缝了那么几圈。但实际上，他的每个动作都是事先计划好，经过试验和反复练习的。首先把拿针的手向外旋转 8 度，把针穿过去；再向里旋转 22 度并把针抬高 10 厘米；再把手向外旋转并把针向左移动 1.5 厘米。每一针都有精确数字，让缝出的针脚既不会太松也不会太紧。心脏外科手术需要非常长、非常复杂的程序，并一步一步地按照程序严格执行。

什么时候使用连续流动泵的人们才能像正常人一样生活？对于这个问题，科恩既不心急也不绝望。他知道，FDA 面对的是一项困难的工作，这种过于反常规的技术其实还是谨慎为妙。此外，人造心脏说到底还是没有成熟。目前的"两台涡轮机，加两台数字化控制器"的组合，的确过于笨重。要把这些部件整合成一个单元，需要若干年的开发时间。接着成品通过 FDA 批准，还需要另外七到八年的时间。但是他很乐观，既然这种设备理论上已经被证实有效，些许延误并不会对他造成困扰，这是科学进步的一部分。历史上，莱特兄弟早在 1903 年就完成首飞，但商业航空旅行直到 1920 年才真正开始。

科恩希望，有一天人们只要走进超市，就能在货架上找到适合自己尺寸的连续流动人造心脏，然后请家庭医生给自己装到胸腔里。正如人类飞上天空的梦想，直到我们放弃了"像鸟一样扑腾翅膀"的想法才真正实现。永远地替换掉心脏这个最重要的器官，也许也要等到人们愿意放弃"心跳"这个想法的时候才能实现。

人体电工

让你长出更好的肢体

科学家能让青蛙的断肢再生，也能让它们再长出一条额外的腿。在人类身上，也能同样做到吗？

生物电的神奇力量

2000 年春天的一个早晨，迈克尔·莱文（Michael Levin）重重地往椅子里一坐，便捣鼓起他的电脑。年仅 30 岁的莱文刚升职为哈佛大学助理教授，他正在尝试解决一个困扰科学界几个世纪的难题：发育中的胚胎细胞，是如何知道心脏、肝脏和胆囊要长在我们身体哪一侧的？历史上，有不计其数的人，他们的某个器官，甚至全部器官的位置都换了地儿。神奇的是，尽管身体内的器官调换了位置，但是这些器官却没什么问题，还能照常发挥功能。莱文认为，出现

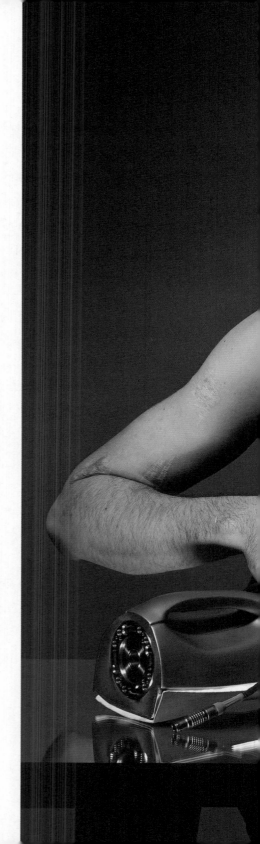

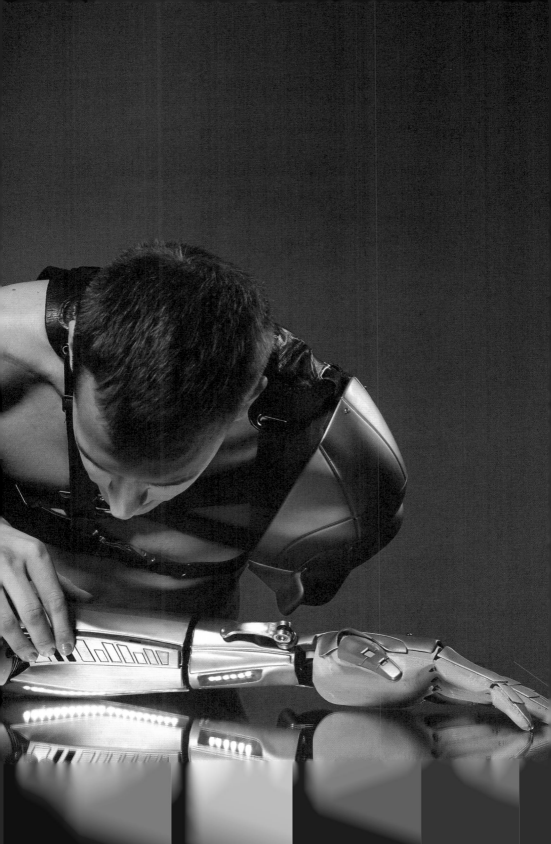

这种现象并不只有遗传的原因，一定还存在其他触发因素。

几天前，他用电脑成像设备观察了小鸡胚胎的组织分化过程。当他看到成像结果时，惊呆了：因电压不同而显示为黄色和红色的细胞集团，在胚胎组织中按方向有规律地排列，就好像有一个标着"往这边走"的箭头在那里，指挥着细胞们找到各自的位置。莱文坐回椅子里，使劲儿地眨了眨眼。原来，胚胎细胞是以电信号来辨别相对位置的，他可是史上第一个见证人。

几十年来，遗传学让我们了解了一个简单事实：我们身体内数以亿计的细胞中的每一个，都包含着一张指挥我们身体如何生长发育的蓝图。可事实不止如此。目前，莱文和另外几个研究人员声称，在细胞内或细胞之间快速穿行的微弱生物电信号，可能起到了启动基因表达的作用。这种电信号会在细胞即将发育成人体器官时发挥作用，比如，心脏形成时，电信号会直接影响其形状和生理功能。这就是莱文二十年来一直试图证明的。

像《莫罗博士岛》①中的莫罗博士一样，莱文在研究中也创建了自己的"岛屿"，他的实验室中有各式各样的怪物。他让蝌蚪肚子上长出眼睛；他诱导青蛙长出 6 条腿；他还让蠕虫长出了两个脑袋，而且被割掉也能够重新生长出来，就像壁虎的尾巴那样。所有这些，他只需控制生物电信号就能实现。

① 《莫罗博士岛》(*The Island of Dr. Moreau*)，赫伯特·乔治·威尔斯于 1869 年创作的小说，主人公莫罗博士自己创造了新生物。

其实，莱文认为，总有一天，他也能在人类身上实现断肢再生的奇迹。如果一名士兵在战场上失掉了一只胳膊，那么他只要能让士兵长出一只新的胳膊就好了。"我不知道胳膊再生的速度会不会比新生儿长胳膊要快。"莱文说。现为塔夫茨大学教授的他，精心照料着实验室里他一手创造出来的那些生物，顺便还打理着不少盆栽。接下来他又说道："假如你在25岁时失去了胳膊，最坏的情况是到了35岁时只长出了孩子般的手臂，但至少功能健全。"

为了实现断肢再生的梦想，莱文研究了一种最为细微的通道。位于细胞膜表面的中空蛋白质形成了微小的"离子通道"。当带电的离子（或分子）快速穿过这种通道出入细胞时，就会改变细胞的极性和电压梯度（这里指细胞存在的电压差）。

这种离子通道内存在着极微小的"门"，控制着细胞内的物质的进出，并因接收到的信号不同而切换开关状态；当有足够多的"门"开放时，离子就大量涌入细胞，从而改变细胞的电荷。细胞会通过与相邻细胞之间的另一种"门"，把信息传递给邻近的细胞。莱文通过一些微小的分子，比如说神经毒素，轻而易举地打开或封闭离子通道，让离子涌进或不能进入

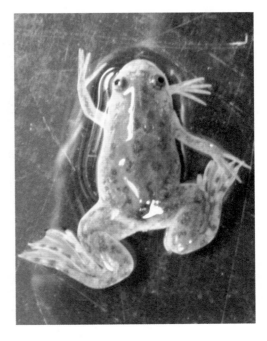

嘴里长出的腿
实验室利用光来改变这只青蛙体内的生物电，从而使它从嘴里长出一条腿。

细胞。就这样，他创造了一堆大自然中从未出现过，也是我们从未想象过的生物。

莱文充满信心地说："这项研究的终极目标是，我们可以任意设计生物体的外形，就像你坐在电脑前，用绘图软件画出你想要的东西一样，你想要什么样的生物，你就真的能让它诞生。比如你想要一只三角形的青蛙，还要它长着7条腿，而且腿上还要长着眼睛，你就可以不费吹灰之力地'制造'出来。"

这个目标听起来既荒谬又狂妄，还会让人联想到关于弗兰肯斯坦的恐怖故事[1]。即便是莱文的支持者，包括他以前在哈佛的导师，发育生物学家克利夫·塔宾（Cliff Tabin），也质疑他这种充满争议的想法。

① 故事中的疯狂科学家弗兰肯斯坦用许多碎尸块拼接成一个"人"，并用闪电将其激活。出自《科学怪人》（*Frankenstein*），作者玛丽·雪莱。

尽管现在遗传学领域已经承认，离子通道在确立及区分人体内器官位置的过程中能够起到一定的作用，但还是有很多人怀疑莱文是否真正能够驾驭这种机制。"怎么控制这个机制？"塔宾问道，"如果是由你来设计这个系统的逻辑，那么你要如何控制让头部长在哪里、让尾巴长在哪里？你可能已经知道了，用通道蛋白能够实现这些决策，但是决策本身的原理我们还不清楚。"

但是，莱文并不这么认为。他毕生的工作，动机和目标就是为了证明他能利用生物电来创造出任何样式的生物。

编程达人化身人体电工

莱文现今大约 50 岁，淡蓝色的眼睛，乱糟糟的胡子，形象鲜明，他那额前蓬松着的棕色头发，看上去和初代《星际迷航》电视剧里的领航员十分相似。他是俄罗斯人，很小的时候，就随着家人移民到马萨诸塞州的斯瓦姆斯科特，那是一座位于波士顿北边的海边小镇。他那轻微的波士顿口音里仍然夹带着一些难以察觉的斯拉夫味。

"我们创造出了 6 条腿的青蛙，这表明，通过适当操控电压梯度可以触发异位肢体的生成。"莱文说这句话时脸上面无表情，这是他一贯的风格。他很少表现出惊奇或幽默，甚至他对自己取得的成绩也没有一丝的自鸣得意。他站在他办公室外的走廊里，周围墙面上展示着他创造出的那些令人不安的生物。不过，他也有自己的癖好：就像音乐制作人习惯性地收藏黄金唱片一样，他把十几张科学期刊封面挂在墙上，他的研究成果就发表在这些期刊上。比如 2007 年《发育》（*Development*）杂志的封面图，是一只有正常双腿和左前肢的青蛙，而它的身体右侧却发育出了三个像蟹螯一样的东西。

大概在莱文 10 岁时，他的父亲出于工作原因会把电脑带回家，那时他父亲在美国数字设备公司（DEC）从事编程工作，当时这家公司还在生产只能在老电影中看到的四四方方的电脑。莱文就用这些电脑来学习编程。15 岁的时候，他自己做了一版《吃豆人》，创建了一个软件图形编辑器，并在期刊上发表了一篇关于如何使用三角函数在 2D 屏幕上绘制 3D 样式图形的文章。

一年之后，莱文的父亲带着全家人来到温哥华参观 1986 年世界博览会。这次经历改变了莱文的一生。单轨电车在车头上方发出低沉的响声，

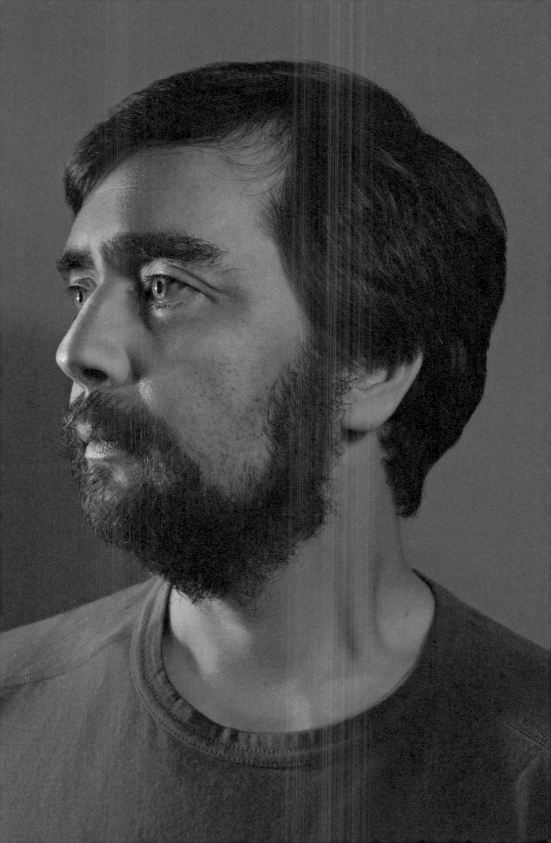

舞韵合唱团献唱，通用汽车展示他们新开发的技术……但是，莱文的灵感并没有在游览场馆，或是在登上磁悬浮列车时闪现。这个灵光乍现的时刻出现在温哥华市中心的一家小书店里，这里有着远离人群的僻静。

那天，莱文在书架上翻找时，发现了一本 1985 年出版的《带电的人体：电磁学与生命的基础》（*The Body Electric : Electromagnetism and the Foundation of Life*），作者是罗伯特·贝克尔（Robert Becker）和加里·塞尔登（Gary Selden）。身为美国退伍军人管理局整形外科医生的贝克尔十分痴迷生物电：我们的身体与电磁场（如输电线形成的磁场）相互作用会造成什么，它会如何刺激人体的大脑和肌肉？

早在 18 世纪 80 年代，意大利物理学家路易吉·伽尔瓦尼（Luigi Galvani）把电极贴在死青蛙的腿上，结果发现死青蛙抽搐不止，最终认定了生物电的存在。后来科学家知道了由于离子的作用，我们身体内流动着电流。直到 20 世纪 40 年代前后，研究者们在新的检测技术的帮助下发现离子流能够控制细胞的极性。

贝克尔在书中引述了这些研究，并加上了一些他自己的实验细节。他切掉了青蛙和蝾螈的肢体，随后又在切口处接上电压计。他发现在截肢后的 24 小时里，两种动物的切口处电压都由 –10 毫伏激增至 +20 毫伏。但是蝾螈的切口处的电压随后又会骤降至 –30 毫伏，这是肢体再生前的信号，随后蝾螈的肢体就重新长了出来。

贝克尔想知道，如果能够改变青蛙体内的电压，那么它是不是也能和蝾螈一样，重新长出被切掉的肢体？他认为是可以的。但在那时，还没有足够精密的工具能让他尝试这一猜测。

贝克尔提出的问题让年仅 16 岁的莱文震惊不已。回到家后，他查找并阅读了贝克尔所引用的每一篇研究文献，然后顺藤摸瓜，把这些文献的参考文献也一并查阅了，顺着这个线索他追溯到了最初伽尔瓦尼所做的实验，整个过程他复印了上百篇文献。

只不过那个时候，这个令他着迷的课题只是他的业余爱好，是编程之外的副业。尽管如此，这个构想还是慢慢地在他的学习中占据了一席之地。后来他进入了塔夫茨大学计算机科学系，他尝试开发一种带有自我修复功能的人工智能。为了搞清楚机器如何能够做到这点，他必须先搞清楚大自然是如何做到这点的。他从物理实验室借来了电磁线圈，把海胆胚胎缠绕起来，然后检测电磁波是如何改变细胞分裂速率的。实验发现让他完成了自己最早的两篇科学论文。他大四的时候，创立了一家软件公司。然而他内心真正渴望的是进入一个研究实验室，做出能改变世界的科学发现。所以他离开了软件公司，加入了塔宾所在的哈佛大学医学院实验室。

当时，塔宾的团队识别出了一种控制信号的基因，它似乎可以在身体发育早期控制身体左侧的发育。他们仅仅知道了这种基因在后续的发育阶段里发挥什么作用，但没有继续深入研究到底为什么它就作用在那里。塔宾手下的博士们没有人提出"为什么"和"如何进行"等更深入的问题。"我手下有一群十分聪明、有天赋和雄心壮志的学生，但没有人对这个问题刨根问底。"塔宾其实理解这种情况，因为没有人想把自己未来的学术生涯投入一个无底洞中。

然而，莱文打从进入实验室开始，就跳进了这个大坑，没有理会自己导师的怀疑。塔宾看出，莱文已经"精准"地意识到这是一个尚未被探索的科学领域。"当他发现了一个自己认为很酷的点子，他从不担心别人怎么想。"莱文不久之后便发现了其他一些可以控制人体部位左右对称发育的基因，并最终阐明导致这种作用产生的基因通路。但是，他仍然认为还有其他东西在驱动着信号的传递。

长在肚子上的眼睛

在 2000 年的时候，他知道了这个所谓的其他东西就是生物电，他想进一步了解它是如何起到这种作用的。恰好当时莱文的一个同事用上了一种新工具，它可以根据电压的不同让细胞发出红色、绿色、黄色和蓝色的荧光。莱文就请他帮忙用这种工具对鸡胚进行测试。很快，那年春天，他找到了关键证据：电在基因表达中起着至关重要的作用，它会影响器官发育的位置和时间。

通过电来让被截断的肢体重新长出，并非闻所未闻。在 20 世纪 70 年代，包括生物学家莱昂内尔·贾菲（Lionel Jaffe）和理查德·伯根斯（Richard Borgens）等该领域的先驱已经证明，他们能够通过施加电流促使青蛙的肢体再生。当时他们只是利用电池来完成实验。莱文其实是第一个尝试在细胞水平上精确地对其施加生物电信号的人，也是试图破解生物电对细胞作用秘密的第一人。

他在塔夫茨大学建立了一套复杂的工具以解决这个问题。

这些工具包括：让原本敞开的离子通道关闭，和让原本关闭的通道打开的神经毒素和药物；能够编码形成新通道的 RNA（核糖核酸，莱文利用玻璃微针将其注入细胞内）；可以将离子运送过细胞膜的分子；以及能够编码离子通道的基因。他利用荧光蛋白和染剂来追踪电压改变的影响，它们能够随着电压梯度的上升而变得更加鲜艳明亮。

每个细胞的表面都存在上百个离子通道，但是只有一个或两个控制着细胞的电压梯度，因此莱文能够比较容易地操纵它们。比如说，只有 4 个通道担当着决定器官是否生长在身体正确一侧的主控"门户"，调节它们中的任何一个，都将使器官的位置变得随机化。或者仅仅添加了一个额外的通道，莱文就能让蝌蚪的一只眼睛长在它的肚子上。"如果你问，这只眼睛最初是来自哪里？你只要仔细观察这个胚胎，便能看到存在特定模式的生物电区域，它们会发育成内源性的眼区。"莱文解释说，"现

| 延伸阅读 |

如何断肢再生？

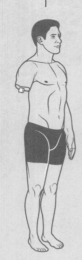

1/ 被切掉的胳膊
外科医生首先对截肢位置进行一些预处理以便肢体从该位置重生。他们将先把伤口处清理平整，随后再让神经、骨头、肌腱、肌肉以及其他组织暴露出来，从而让它们中的分子能够接触到微弱的电荷。

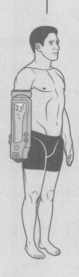

2/ 安装 BioDome
为了能让电流通过，伤口处必须保持湿润，而且要与空气隔绝。因为空气不仅会让伤口变干，还会让伤口感染，所以医生会在伤口位置上接上这个套管。它是由硅胶、橡胶和丝线制成的，能够模仿子宫内的水环境。

在如果我在其他的位置上设立同样的模式，那我会不会得到一只眼睛呢？答案是肯定的。"

想要诱导肢体重新生长，还需要提供给伤口一点额外的关照。为了让蝌蚪可以重新长出尾巴，莱文把切口浸泡在特殊的溶液中，以便让细胞内充满带电荷的离子。每天浸泡 1 小时，8 天之后，蝌蚪长出了新尾巴。如果要让四肢重生的话，则需要在溶液中浸泡 24 小时。莱文表示，浸泡的目的在于它能够启动一系列的基因表达和细胞行为。

莱文现在面临的挑战是把这种方法应用于人类，或是其他温血动物身上。首先，由于温血动物的血压要远高于爬行动物，如果伤口没有结痂，它们就很有可能会流血致死。其次，温血动物肢体的生长速度一般来说要慢一些，这意味着它们被细菌感染的风险更高。对于任何一种

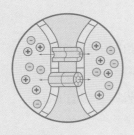

3/ 离子涌入
套管内含有能够控制离子通道的药物，因此改变了细胞的带电情况以及它对身体内其他细胞的信号传导。

4/ 基因触发
细胞的生物电信号能够影响到基因的行为和表达方式，它对我们整个身体的作用就像软件代码一样。一旦细胞分裂的信号发出，就会发生连锁反应，我们的身体就会启动长出胳膊的自然过程。

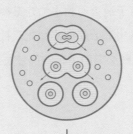

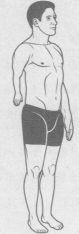

5/ 新胳膊
这个过程的速度就和正常胎儿生长的速度一样快。这意味着一位被炸掉胳膊的 25 岁士兵要长出功能健全的手臂，至少要等上10 年，而且新的手臂只像 10 岁小孩那样。

动物，身体在对抗感染的时候都会引发炎症，而炎症会抑制细胞的生长。同样，当我们在对伤口周围施加电流的时候，伤口必须保持湿润，而且还要避免和空气接触。

莱文和塔夫茨大学生物医学工程系主任戴维·卡普兰（David Kaplan）共同开发了一种名叫 BioDome 的水密医疗器具，他们把它放置在动物伤口的位置。莱文希望被截肢者用上这个设备几小时，使细胞能接受足够长的电信号刺激，之后便能开始生长。BioDome 由硅胶、橡胶和丝线制成，它所营造的环境和包围着胚胎的水环境十分类似，但其中包含着能够激发肢体重生的离子操纵工具。他们把 BioDome 放在青蛙的断肢上，帮助青蛙重新长出了健全的肢体。"这些工具只是起到推动的作用，剩下的就是时间问题了。"卡普兰说。

或许莱文的研究成果还将改变癌症的治疗方式。2016 年 3 月，他和同事利用光操纵生物电信号，逆转了青蛙体内恶性肿瘤的生长，这项研究引起了世界范围内极大的轰动。莱文表示，很多恶性肿瘤产生的生物电信号与正常细胞有所不同，其表现形式为大规模的细胞去极化。他认为，正是这种靠不住的信号，使得恶性肿瘤生长并扩散。

莱文的研究表明，也许有一天我们可以放弃在身体内狂轰滥炸的化学疗法，而去诱导那些不正常的细胞变回正常细胞。莱文还证明了，他能够逆转胚胎的先天缺陷，比如青蛙的畸形前脑，这种缺陷和由于酗酒导致的胎儿先天缺陷存在一定的相似之处。

医生们已经开始使用离子通道药物来治疗某些心脏和神经疾病。莱文称，相同的药物可能可以用来治疗癌症和先天性缺陷，如果能在胚胎中检测到，就能通过恢复某些必要的生物电信号来纠正这些缺陷。"我打赌，这些在未来的 25 年内都将被实现。"莱文说，"这是保守的估计。我总觉得，我能活到见证它实现的那一天。"

不过，并不是每个人都这么肯定。如今大多数的再生医学研究都把目光放在基因组和干细胞上。尽管一些科学家认为这种单一的关注会让我们忽视生物电等其他的可能因素，但是主流科学界还不能完全接受莱文所宣称的生物电是主要的触发因素的观点。

"为了使我们能完全接受他所说的观点，我认为他应该在机理上做出更深入的解释。"安德烈·列夫琴科（Andre Levchenko）说道，这位生物医学工程师在耶鲁系统生物学研究所担任主管。"我们对生物电如何控制细胞功能的理解，应当像遗传信息如何控制细胞功能那样清晰，但我们没有。如果他的目标是获得同样深入的理解，那是值得赞赏的。我们应当支持他。"

破解生物电密码

尽管怀疑声不绝于耳，莱文的实验仍然获得了来自美国国立卫生研究院（NIH）强大的资金支持。2016 年 4 月，由亿万富翁、微软联合创始人保罗·艾伦（Paul Allen）创办的前沿科研集团（Paul G. Allen Frontiers Group）拨款 1000 万美元资助其实验，总金额预计为 3000 万美元。集团的执行董事托马斯·斯卡拉克（Thomas C. Skalak）回想起某年冬天听莱文的演讲，看到幻灯片里莱文创造的那些人造生物图片时大家的反应。"无与伦比的震撼，"斯卡拉克说，"人们都说这场演讲改变了他们对生物学的认知，他们从未见过通过改变基因以外的方法可以永久地改变一个生物体的形态。这实在让我们大开眼界。"斯卡拉克希望莱文能够成功打开生物科学的新领域，"我们希望这一领域能够得到迅速的发展。"

莱文同样希望如此。他的终极目标是把生物体的外形揉捏成任何他想要的样子，无论是在实验室里，还是在子宫里。如果他真能达到目标，那意味着他能够修正任何一种疾病。他试图运用他的计算机技术实现这一目标。他正在设计一系列计算模型和人工智能程序，用来分析和预测变化的电压梯度将如何影响一个生物体的外形和功能，从本质上来说，他是要破解生命的生物电密码以便能够完全掌控它。

"目前我们对于这一领域知之甚少。"莱文说道，"想要实现对生物电的控制，我们需要做的还非常多。"他把这一领域和脑科学相比。我们知道记忆就储存在我们的大脑之中，但是神经学家们并不知晓如何通过调整特定神经元的状态来修改它们。"我们也一样，"莱文说，"我们知道电会在人体组织中编码一种类似于结构蓝图的东西，能够引起生物体在形态上的改变，可了解这些远远不够，探索才刚刚开始。"他补充道，"我很乐观。虽然要弄清楚这么前沿的领域十分艰难，但是我们能在有生之年里解开它的种种谜题。"

超越断肢再生

感谢心理学的进步，我们完全有可能修补一颗受伤的心。但按今天的医学水平，如果我们不幸失去一只手臂，而它又被鳄鱼消化掉了一部分，修补术就无力回天了。

一条断肢如果切面平整，在冷冻情况下保存良好，医生就可以利用显微外科手术设备重新将它接回身体。做到断肢重连已经很费劲了，而断肢再生这个问题则是难上加难。

不过大自然告诉我们，肢体再生是有可能的。蝾螈可以让断腿完美再生:干细胞填满疤痕组织，后者长出肉芽，形成圆球状的组织继续生长。

同时，在肉芽内部，骨骼和神经也重新分化，直到末端分出脚趾，形成所有复杂的肌肉组织和骨骼结构，最终长成一条健全的腿。当然，蝾螈断肢再生至少要用上好几个月。

其实，想长出崭新的肢体，为何一定要等到旧的肢体失去呢？只要我们突破了"再生一条原有肢体"的医学挑战，距离实现"再生一条更好的肢体"就没多远了。

更进一步说，为什么我们要等到年老呢？任何人只要对身体的某些方面感到不满意，他们都可以用一种比今天的残酷整容手术更加温和无伤痕的方法进行"纠正"。我们似乎有理由认为，肢体更换（以及器官更换，甚至将来可能成真的全身更换）也会像菜单一样可以选择，只不过这份菜单上要跟着长长的一串零，普通人可能支付不起。

科幻作家理查德·摩根（Richard K. Morgan）在 2002 年出版的小说《副本》（*Altered Carbon*）中探讨了这一想法：在未来世界，人类的意识可以由计算机存储，并无线下载到不同的躯壳中，就像将电影下载到智能电视上一样容易。虽然这本书的主要内容是动作和冒险，但有一个概念非常先进：一群寿命极长，非常富有的"玛士撒拉"，得益于大量的财富积累和无尽的可替换肢体，他们实现了不朽。

也许小说中的做法真的会成为我们探索遥远恒星所需的关键技术，但我们也会踏上一条加剧不平等的道路，显然它会继续促进集中权力和财富。好在目前肢体再生的初级实验距离摩根构思的科幻世界还非常遥远，对于未来我们只能拭目以待。✎

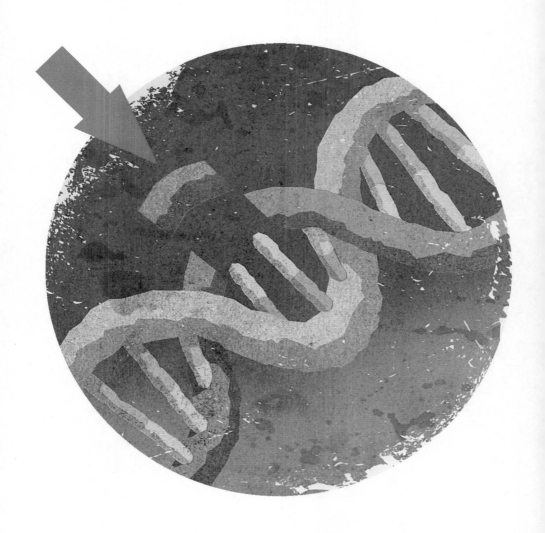

DECODING
THE
GENES

第三章 解码基因

| 导语 |

　　为什么我们有不同的肤色，不同的发色，不同的瞳孔颜色？人与人的最本质的差别在哪儿？追本溯源，这些生命的奥秘都蕴藏在人类基因组这本"天书"当中。1975 年诺贝尔奖获得者雷纳托·杜尔贝科（Renato Dulbecco）说："人类的 DNA 序列是人类的真谛，这个世界上发生的一切事情都与这一序列息息相关，包括癌症在内的人类疾病的发生都与基因直接或间接有关……"本章，我们来解码基因。

　　"基因""遗传信息""DNA"这些学术词汇已经随着时代的发展深入寻常百姓头脑中。但你真的了解基因是什么吗？

　　基因支持着生命的基本构造和性能，储存着生命的种族、血型等特征信息，也预设了孕育、生长、衰老等过程。生物体的一切生命现象都与基因有关，它也是决定生命健康的内在因素。有些基因特征非常明显，比如我们都有两只眼睛、两条胳膊和两条腿；有些则十分复杂，受到环境影响，比如癌症。

　　基因是遗传的基本单位，是一串具有功能的 DNA 或 RNA 序列。DNA 是脱氧核糖核酸的缩写。RNA 则是核糖核酸的缩写。仅仅就这两种分子组成的各种基因就让世界上的生物有着千差万别。为了了解 DNA 的功能就必然要了解它的化学和物理构造，在 20 世纪 50 年代科学家为解开 DNA 结构之谜展开了激烈竞争。最终在 1953 年，詹姆斯·沃森（James Watson）和弗朗西斯·克里克（Francis Crick）在《自然》（*Nature*）上发表了论文，揭示了 DNA 的双螺旋结构。我

148

们能够倒推这种结构的种种优势，从物理学的角度来说这种结构更稳定，从几何学角度它更省空间，但发现这种结构真正的意义是——为我们开启了分子生物学时代。从此科学家可以更深入地了解基因的复制、转录、表达和调控，创造了遗传学的新纪元。

生物学还没有像物理学和化学一样，形成一套以数理为基础的理论，因此科学家还没能了解基因自己的逻辑。尽管"人类基因组计划"早在2003年时就已经完成，基因工程等领域也显示出了应用层面的巨大潜力，但说到底，目前基因中所蕴含的奥秘我们仍只是略知皮毛，与基因相关的很多急迫问题我们还没有解决。

本章我们就来看看基因的另一面。很多疾病，我们可以归罪于基因，如显性遗传的多指、并指或隐性遗传的白化病、先天性聋哑、还有X染色体上的血友病、色盲，等等。许多人因为某种遗传缺陷而无法生下健康的孩子，甚至医生都不知道孩子患了什么疾病。基因测序会给医生和父母一个确切的答案。那么直接通过基因工程对胚胎细胞进行改造，能否生下健康婴儿，甚至"完美"婴儿呢？这就是科学家想实现的，但背后的伦理问题也在困扰着他们。我们会为了科研，而打造出一个各项基因优异的完美婴儿吗？

近些年基因技术迅猛发展，利用DNA编码储存数据已初见曙光，复活已灭绝的动物也提上了日程，基因还能干什么好玩的事？解码基因的奇妙之旅，马上开启。

基因魔术

让生命密码改头换面

这位科学家能否凭一己之力改变生物学领域，甚至改变地球上每个人的生活？

只有 ATCG 四个字母的新书

若干年前，哈佛医学院的遗传学教授乔治·丘奇（George Church）在给《科学》（*Science*）杂志做专家评审时，一篇学术论文引发了他的灵感。这篇论文的著作者把他们的大名和几条名人名言成功地编码进细菌基因组，以此彰显"合成生物学"（在实验室中设计与制造 DNA 的学科）的强大威力与无限潜能。他们发明的编码技术十分精巧，但作为读者的丘奇却认为，如果换了是他自己，将会做得更好。

坐在办公桌前的他灵机一动，花了几分钟就写好了一段计算机程序。随后，他用这段计算机程序把自己的评审意见由英文字母转为二进制编码，再由二进制编码转为基因编码。他把基因编码的评审意见提交给《科学》杂志，把《科学》杂志的编辑们弄得一头雾水。编辑部收到的文档内容完全由 A、T、C、G 四个字母组成——它们是构成 DNA 的四种核苷酸名称的简写。这份评审意见几经辗转，最后到了论文作者的手中。"他们一开始也看蒙了。"丘奇有点小得意地说。

那篇论文得以顺利发表，"神回复事件"也被归入厚厚的"丘奇轶事"中。丘奇的光荣事迹不胜枚举：他不吃饭，仅靠着从实验试剂经销商那里买来的微生物营养剂，度过了整整一年；戴着自制的眼罩一边在实验室瞎晃，一边对"隧道视野"高谈阔论……

丘奇从来不是个易于满足或沾沾自喜的人。他想看看，除了做一份简单的论文评审编码，自己的程序还能折腾出多大的名堂来。于是他开始四处寻找适合编码的"大部头"。巧的是，那时恰逢他的新书《再生》（*Re-genesis*）正准备付印。丘奇花了几天时间来修改完善程序，随后将全书 350 页文本、图像转码为构成基因的 ATCG 序列。他回到实验室，根据这段序列合成相应 DNA 并大量复制。最后，他把一滴合成 DNA 点在了一张小纸片上。这一滴合成 DNA 里包含了 700 亿本《再生》图书的内容，而这 700 亿本《再生》在纸片上甚至还没有一个句号大。

几个月后，丘奇在做客脱口秀节目《科尔伯特报告》

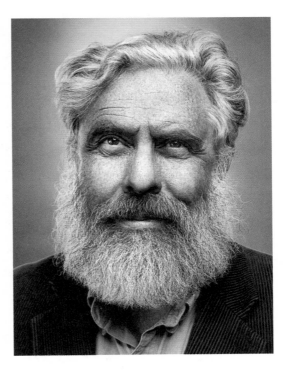

丘奇的哈佛团队利用基因组编辑技术攻克了许多世界级难题。

（*The Colbert Report*）时，掏出了那张只有一块曲奇饼干大小的纸片。随后，许多胶片、光碟公司的企业代表排着队找上门来。

他们都说自己的公司十分希望引进这项技术，丘奇则回答道："你们没发现它目前还只是学术性的，停留在实验阶段吗？还没有公司什么的。"这些代表则不依不饶："是的，公司的事情好说。真正的问题是数据存储，这里的市场大着呢。"

就这样，他原本用来自娱自乐的小把戏摇身一变，竟然成了一项产业。目前，丘奇实验室里有学生专门负责改进该技术，希望将各种媒介形式都能编码成 DNA。一旦取得成功，他们不仅为数据存储领域带来一次彻底的变革，也将开创生物学领域最激动人心的时代——人类驾驭了生命的基本编码。

丘奇在办公室里向科学记者珍妮·因泰兰迪（Jeneen Interlandi）谈论着这些，他把这一切都说得波澜不惊。这个办公室位于他那巨大的实验室的一角，显得很宽敞。从窗户向外能望见波士顿的长木大道。他背靠在椅背上，双腿在面前伸直，偶尔还会捋一下自己达尔文式的大胡子。丘奇一米九的个头让他身子下的椅子显得有些可怜，随时要散架一般。从他蓝色的眼睛、和善的面庞和平稳的声音里，很难找到人们印象中天才科学家应有的滔滔不绝、才华横溢的形象。他看上去只是一个有趣的普通人。你要是见过他本人，有关他的其他坊间轶事就可以视为理所当然了。

早在"DNA 硬盘"之前，丘奇已经震撼过一次生物学界。他在攻读研究生时期发明的 DNA 测序技术在尘封多年后重现江湖，将全基因组测序的成本由数十亿美元降至数千美元。不仅科学家在研究诸如癌症、精神分裂等不治之症时采用了该技术，医生们也准备利用它来追踪一些罕见的遗传病症，挖掘出它们背后的"病根"——基因突变。

在丘奇实验室大大小小的工位、实验台之间，更多的革命性成果正在诞生：他带领的团队通过将长毛猛犸与现代象的基因组融合，有望让灭绝已久的猛犸重返大地；他们让蚊子对疟原虫"免疫"，从传染病的源头来保护人类；他们还为物理学家设计了探测暗物质的 DNA 工具，帮助神经学家探索人类大脑的分区……丘奇在过去的 10 年间不仅亲自创建了 15 家生物工程创业公司，还身兼其他一些公司的顾问。

基因工程师

丘奇是眼下生物圈子里最热衷于打造一个崭新生物学领域的人，他扭转科学界过去只闷头研究 DNA 的僵局，让驾驭 DNA 为人类造福成为新的主流研究方向。

他那本编码在 DNA 上的书现在已经有了精装纸质版本。在这本书中，他与合著者埃德·里吉斯（Ed Regis）共同展望了"新生物学"将带给我们的美好未来：生物燃料驱动汽车与飞机、人类对癌症免疫……这些原本听起来有点像科幻小说里的情节，或者像是那种科学界的过度自负而催生的白日梦。但乔治·丘奇的"白日梦"却正在一个接一个地成为现实。

尽管丘奇有许多怪癖，但他实际上是个很好相处的人。他为人睿智，声名远播，人们常常会为自己的智商跟不上他而向他道歉。跟他说话时，他们总要这么开头：请原谅我问一个愚蠢的问题。一位记者这么说过，甚至有一位 CEO 也这么说过。

实际上，因泰兰迪首次到他的办公室拜访他时，就让自己落了个难堪的下场。那天下午她本来计划是跟随丘奇参加几个会议，不巧的是，有个电台记者正在电话采访他，于是她坐在一边旁听。办公室中央的大圆桌上零散地堆放着一些 3D 打印的分子结构模型。丘奇靠在椅子里，一边开着免提打电话，一边把玩着手中的模型，他先是心不在焉地把模型拉扯变形，随后一松手又让它迅速恢复原状。因泰兰迪也拿起另一个看起来没差别的模型，有模有样地随手一扯，结果它却变成了碎片。

12 块五边形和一个白色的东西在空中开了花，"啪"的一声，这些小零件在桌面上蹦了几下之后纷纷滚落地面，其间居然还有几片掉到了丘奇的脚下，场面一度十分尴尬。当因泰兰迪手忙脚乱满地找碎片，想尽可能拼凑起来时，丘奇若无其事地在用电话回答有关基因组医学的问题。

当电话采访终于结束的时候，因泰兰迪楚楚可怜地向丘奇道歉："我还以为像您这么玩，它就能恢复原状……"她的声音不由得越来越微弱。

丘奇不慌不忙地把两个模型并排放在一起，给因泰兰迪上了一堂立体几何课。这两个模型都是十二面体。他的模型是加固过的，不会轻易解体；而另一个不但没有经过加固，内部还包着一个二十面体骰子。他说："这个骰子是我在街上捡到的。我挺喜欢它的形状，看起来就像病毒的核心物质。"随后他又解释了这种形状为何非同寻常：二十面体是自然界中最具对称性的立体结构，也是病毒组装的一种基本形式。因泰兰迪频频点头称是，仿佛听懂了一般。但在这段充满知识点的对话中，她更关心的是，乔治·丘奇竟然是个看到二十面体骰子时首先想到病毒结构的人。

丘奇总是在寻找周遭世界中的秩序与联系，他从小就这样。丘奇在 10 岁那年就开始仿效植物学家卢瑟·伯班克（Luther Burbank）的工作，把后院里不同果树的枝条互相嫁接。在安多佛私立高中上学时，他自学了 BASIC 计算机语言，开发了线性代数运算程序。考取杜克大学后，他

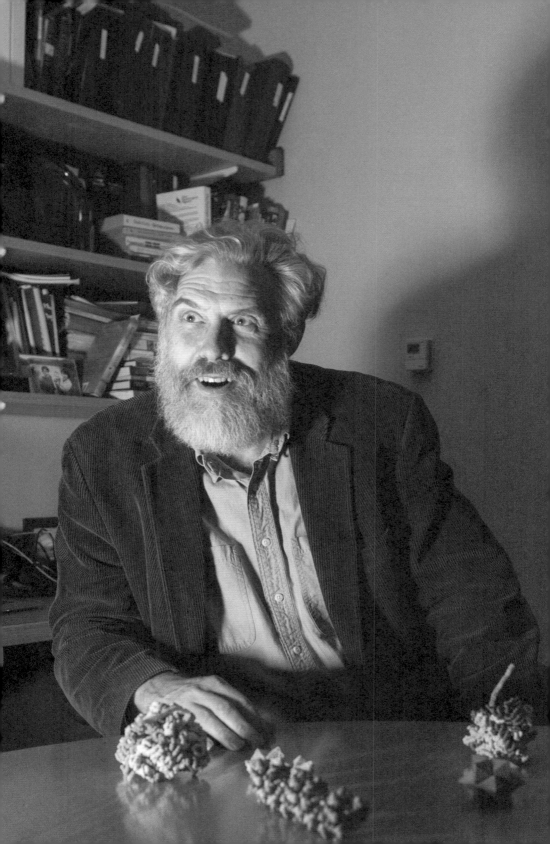

以惊人的速度在两年内同时取得了动物学和化学双学士学位。在杜克大学继续攻读研究生时，他参与解析了"转运RNA"的分子结构——这种小RNA可将DNA携带的核苷酸编码信息翻译为蛋白质链的氨基酸序列。他总在实验室耗着，以至于杜克大学最后不得不因旷课太多而将他开除。幸好后来哈佛大学收留了他。

丘奇当年的研究生同学、现在的好友、哈佛大学遗传学家加里·鲁夫昆（Gary Ruvkun）说："丘奇与众不同，是个明眼人都能看得出来。我到现在都还记得，每次我加班到凌晨2点才回去时，总会遇上他风风火火地赶过来准备开工。"

也正是在哈佛，丘奇邂逅了他的妻子，当时的研究生同学吴昭婷。博士毕业后他追随吴昭婷前往加州工作过一段时间，不久他们双双返回哈佛大学，建立各自的实验室，并喜结连理（他们的女儿现在已经20多岁了）。丘奇常说，他的妻子是比他更名副其实的遗传学家。实际上这不是谦虚，他甚至坚称自己不是科学家，而是个本行做工程师的科学票友。

正因他具有工程师的思维模式，他眼中的大千世界不是一团团可望而不可即的迷雾，而是一台布满按钮和拉杆的巨大机器，这台机器渴望着、呼唤着他去按下按钮，推动拉杆。鲁夫昆说："他对待科学的态度有点像早期硅谷的企业家们，那些在自家地下室或车库里鼓捣计算机革命的人。丘奇曾对我说，他在自己的'美国国家工程院院士'和'美国国家科学院院士'头衔里更钟爱前者。我认识的人里除了他，再没人会这么想。"

千奇百怪的研究

以下的描述大概符合目前大多数学术型实验室：一位首席科学家精通屈指可数的技术，并采用这些技术研究屈指可数（且大同小异）的若干课题。实验室招募的每个学生和基础研究人员，兴趣点与科研经历也都差不多，随着科研进展，整个团队越来越专业化。与之相应的，整个生物学界有了越来越多互不理睬的小圈子：对免疫学感兴趣、研究过实验鼠的分子生物学家都在实验室 A 里扎堆，而对视觉系统感兴趣、研究过果蝇的神经学家则纷纷往实验室 B 的门里挤。"我专业，我自豪！"有人鼓吹就有人信奉，有些科学家甚至像患上了囤积症，只顾机械地磨炼无比单调的专业技能。

丘奇的实验室则完全是另类。和其他实验室一味地追求"队伍纯洁性"不同，他组建团队的风格则是越多元化越好：物理学、神经科学、遗传学、工程学，甚至工商管理出身的学生也挤在他的大实验室。他对此表示："这就好比在科学与工程学的海洋上，别人都在定点垂钓，我们却在撒网捞鱼。每当我们有一些进展，就会相互交流。"

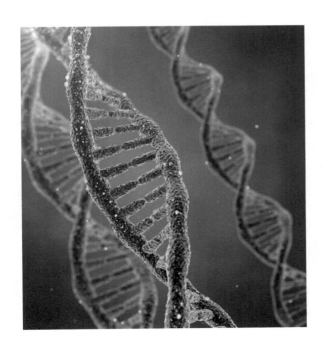

丘奇坚持这么做的结果就是，他的实验室既是哈佛学术高产的宝地，又是闻名遐迩的科学怪人收容所。这里有把维基百科编码进苹果基因组，然后种出"知识之树"的艺术天才；也有十余年前逃出保险行业，

做了数月无业游民只为自学生物化学，如今已成实验室"二当家"的科学怪才；实验室还曾来过一位骨灰级"旅鸽狂人"，他没有任何高等教育背景，一听说丘奇的"猛犸复活"计划，就不请自来地要求参加，目前他正受委托前往加州的一个实验室，领导复活旅鸽的行动。

开门红遗传学公司[①]为公众提供遗传疾病的基因筛查服务，公司创始人之一尤里·莱瑟森（Uri Laserson）曾经是丘奇的学

> [①] 开门红遗传学公司（Good Start Genetics），美国公司，致力于开发基因医疗服务。2017年被基因检测公司因伟特（Invitae）收购。

生。他说："我们常常开玩笑，不管谁想加入丘奇实验室，只要来露个脸就好了。实验室没有任何规矩，因为我们老大的风格就是无为而治，顺其自然。"在雷瑟森的回忆中，丘奇实验室是个斗志昂扬的地方，大家都信奉"逆水行舟，不进则退"的道理。在那里，每天都有激动人心的成果成熟落地或崭露头角，谁要是慢了半拍那只能怪他自己不努力。

从这种"不出格的混乱"状态中萌生的课题也是千奇百怪。丘奇实验室的一个极端，就是试图利用生物学技术解决五花八门的非生物学难题，前述的"DNA 硬盘"仅是其中一例。更有甚者，近来团队里有人正在尝试利用 DNA 阵列帮助物理学家探测暗物质（组成已知宇宙 27% 的神秘物质）。另一个极端是，实验室的天才们动用了一切其他学科所能提供的手段，试图解决生物学难题。例如，新近横空出世的原位荧光测序技术（FISSEQ）就是从物理学的多个分支博采众长的产物，它能将活体细胞的基因表达过程可视化，直接完成 RNA 的测序。在 FISSEQ 出现之前，科学家每次只能挑选观察三四个基因的表达情况，而现在他们能够同时检测数千个基因的表达。

不过，在两个极端之间，"用生物学的方法解决生物学的问题"部分，才是丘奇实验室名声大噪的主要原因。他们的许多成果得益于 CRISPR 基因编辑技术——一种源于细菌的基因组编辑工具，可利用核酸酶剪切特定位置的 DNA 序列，并用外源 DNA 替换这段序列。在这种方法发明之前，科学家必须反复进行原始遗传物质的抽提、分离、克隆；单基因改造的动物依靠配种，才能繁育产出多基因改造的后代；而掌握 CRISPR 技术后，他们可以一步到位完成多基因的编辑。虽然还有其他几种方法也称得上"捷径"，但 CRISPR 无疑是最快的一种。丘奇说："CRISPR 的周期是我所知道最短的。它就好比你往一辆车（细胞）里扔进一个活塞（DNA），这个活塞不仅能自动找到该替换的位置，而且能在发动机全速运转的时候换下另一个活塞。"

2013 年 1 月，丘奇成为第一批展示 CRISPR 用于人类细胞剪切 DNA 的科学家之一。随后，科学家们用 CRISPR 攻克了一系列遗传学难题，如实验鼠的几种特定肝病、抗生素耐药性等。

丘奇认为，CRISPR 技术完全有能力应付生态系统级别的宏观难题。利用它的基因组编辑功能，我们可以跳过生物的"性选择"机制，显著地提升某些目标基因传代的概率——这就是科学家所谓的"基因驱动"（Gene Drive），在极短的时间内，受驱动的基因在整个野外种群中传播开来。假设科学家将疟原虫抗性基因整合进一只蚊子的基因组中，然后将这只蚊子放归野外，理论上，全世界的疟疾最终将因此被消灭掉。或者假设在某入侵物种的个体中插入一段"绝育基因"，最终，整个生态系统中的该入侵物种在若干次传代后就会彻底灭绝。

CRISPR 同时也在丘奇实验室知名度最高的"复活"课题中扮演举足轻重的角色。《全球概览》（*Whole Earth Catalog*）杂志的编辑斯图尔特·布

简单 6 步编辑基因组

一种称为 CRISPR 的生物技术
将引发基因工程领域的大革命。
但想理解它的神奇之处，你可能
需要费点脑子。但请务必耐心看
完。编辑基因曾经是一个需要煞
费苦心的过程：科学家首先要杀
死一些细胞并提取其中的 DNA，
在体外完成改造后再将其整合回
到活细胞内。目前有若干技术能
够简化上述烦琐步骤，其中以
CRISPR 最为高效。该技术依
赖一个蛋白质复合体，将目标基
因序列替换为外源序列，它让科
学家能以前所未有的效率在活细
胞中改造 DNA。借助 CRISPR
技术，人类可以改变不同的目标
基因以治愈顽疾、减缓衰老、重
现灭绝动物甚至开发新型燃料。
CRISPR 的潜能可谓无限。

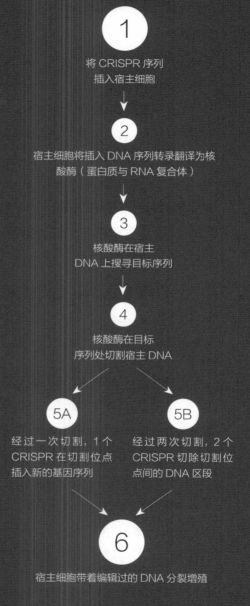

1 将 CRISPR 序列
插入宿主细胞

2 宿主细胞将插入 DNA 序列转录翻译为核
酸酶（蛋白质与 RNA 复合体）

3 核酸酶在宿主
DNA 上搜寻目标序列

4 核酸酶在目标
序列处切割宿主 DNA

5A 经过一次切割，1 个
CRISPR 在切割位点
插入新的基因序列

5B 经过两次切割，2 个
CRISPR 切除切割位
点间的 DNA 区段

6 宿主细胞带着编辑过的 DNA 分裂增殖

兰德（Stewart Brand）在筹备复活猛犸、旅鸽等灭绝物种时找到了丘奇，希望他能提供技术上的支持。丘奇很快就设计了一套自动化基因组工程流水线（有人管它叫"进化机器"），使研究者得以将不同物种的基因组融合到一起。他们的实验室目前正忙着捣鼓一种"耐寒大象"，这种新型大象将从灭绝的猛犸那里"借"来一些基因，以适应更加寒冷的环境。丘奇认为借助 CRISPR 技术，其他的灭绝物种也都能重获生机。实际上，想象力有多远，CRISPR 就能把我们带到多远的地方。但这种近乎无限的潜能究竟是福还是祸，可能就取决于"负责想象的人"是谁了。

颠覆与质疑

就在丘奇掏出他的 700 亿本大作前，那位脱口秀主持人问了一个他已经听到耳朵长茧的问题："你觉得你们实验室最终会怎么摧毁地球？"台下的观众顿时乐不可支。"会是一种杀人病毒呢，"主持人顿了顿，用指关节敲了敲桌面，"还是一只从智利和复活节岛间的大洋中崛起的'巨型变异鱿鱼人'，把我们人类的肉当成天下第一美味？"尽管这只是主持人开的玩笑，但这个玩笑让丘奇想起了自己早已见怪不怪的两种矛盾反应：一方面，不相信他的人对他的理论不以为然，觉得不过是吹牛罢了；另一方面，过分相信他的人总是忧心忡忡，觉得各种灾难都近在咫尺。而丘奇自己总是孤独地站在中间地带。

丘奇把世间的每件事都看作是某种工程学上的挑战，对上述矛盾观点也不例外。就拿基因驱动的例子来说：过度悲观的人们担心，万一某次基因驱动发生了意想不到的转折该怎么办？比如，科学家让蚊子对疟原虫免疫的同时也无意中让蚊子的种群大规模萎缩，进而导致生态灾难。丘奇的回答是：那就启动反向基因驱动来抵消这种所谓的毁灭性驱动。而不买他账的人们则提出了另一套说辞，即自然选择会把没有竞争力的人造基因逐渐踢出生态舞台，丘奇之流完全是在浪费钱。丘奇对此的回答是：我们会分批次逐渐释放基因驱动，并根据实际情况对每次的释放做出调整。

人们想要理解丘奇的蓝图在未来将如何展开，只能透过他本人的眼睛。他眼中的 DNA 是世界上最终极的计算机语言，而我们只是计算机程序。

当然，这些质疑者在技术层面上斗不过丘奇，只好去别处搬救兵。由于 CRISPR 的出现让一些原本难以实现的动物实验变得更加简单（例如转基因猴子），于是以丘奇为首的生物学家一夜之间成了全世界动物权利保护者的眼中钉。而其他一些企业监管机构则担心，把人类基因组控制技术带到那些见钱眼开的私人企业手中后果会不堪设想。值得一提的是，丘奇本人的确与许多大企业（如雪佛兰、宝洁和默克公司）有商务上的往来。

丘奇对此毫不避讳，也不觉得有什么见不得人的。几乎每次讲座时，他都要在第一张幻灯片上秀出所有和自己有合作关系的企业的 logo。他心里明白，让这些企业掺和进来是有风险的，但只图一时痛快的诽谤和谩骂绝非正确的解决之道。他说："工业也是我们的事业中不可缺少的一环。如果伟大的奇思妙想都烂在大学的图书馆里，那就太可惜了。我要让它们进入最真实的世界。"

其实，他对待技术安全的态度十分严肃。2014 年夏天，丘奇团队在一天之内连续发表了两篇论文和一篇博客，在介绍基因驱动概念的同时，也号召对该技术"展开公众讨论、监管审查并制定安全发展的指导条例"。当时基因驱动始终僵持在纸上谈兵的阶段，丘奇想站出来推动这项事业。

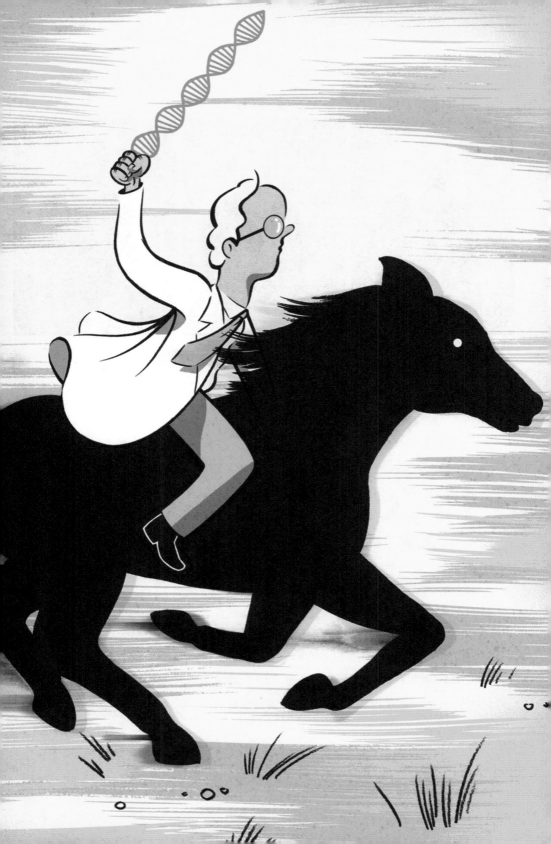

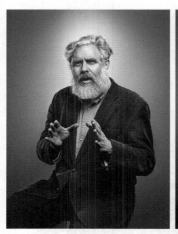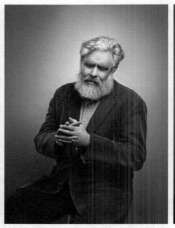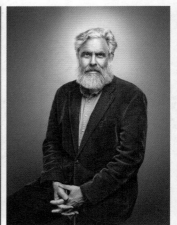

他说："最关键的一步是认真地倾听公众的忧虑，提前考虑到每种出岔子的可能性，并逐一准备好应对之策。"

为了达成这个目标，他正在开发一些新的"生物防护"（Bio-containment）技术。生物防护概念通常指的是隔离室、通风橱、防护服等物理隔离手段，用于防范有潜在威胁的有机体从实验室逃逸到环境中。2015 年 1 月，丘奇团队在《自然》杂志发文称，他们完全不依赖物理手段，而是靠着在微生物基因组中植入特定"安全基因"实现生物防护的目的。他们改造了一株细菌，使其生存依赖于某种特定的合成氨基酸，而这种氨基酸在自然界是完全不存在的。

以上就是工程师丘奇的处世之道，没有什么障碍不可逾越。在他的脑子里，科技的发展理应让人们朝着更高的效率、更大的规模迈进，而不是让路越走越窄。任何颠覆性的概念一开始都不乏质疑者。丘奇说："万维网在短短数年内从无到有，最后席卷全球。许多革命性的创新在形成燎原之势前都无人问津。"

基因驱动未来

因泰兰迪最后一次和丘奇交谈是在电话里，他正离开办公室步行去参加一个会议。由于手机信号断断续续，她本想稍后再打过去，但丘奇则回答："边走边说就挺好。光做其中一个就太低效了。"

因泰兰迪问丘奇："最近有什么新进展？"随后就听到他机关炮般的一长串回答。那个资助他"DNA 数据存储"项目的公司，正酝酿着隆重宣布他的团队刚刚取得的进展。接着丘奇说道："5 兆容量的书之类，早成小儿科了。"他的暗物质探测项目也产生了一篇学术论文。另外，他的团队刚刚顺利完成了第一次基因驱动实验，一次小规模的先导性研究——他们利用酵母证明了在实验室引入细胞的外源基因，能够成功地在野生种群中扩散传代。

当被问起对哪个课题最看好时，丘奇毫不犹豫地回答："CRISPR! 我更喜欢有爆发力的领域。眼下再没有比 CRISPR 更有爆发力的了。"

丘奇还协助了爱迪塔斯生物技术公司（Editas Medicine）的建立。这家公司的目标正是发展 CRISPR 在医药界的潜能。他们打算开发一类基于 CRISPR 的新药，通过它们手术般地修复深藏在细胞中的基因缺陷。虽然爱迪塔斯公司绝对不乏经济和技术上的后盾，但这家公司距离翻天覆地改变医学界还早着呢。不过，理念总比现实早到一步——丘奇对此深有体会。他已经不止一次地把自己的创意束之高阁，直到似乎永远慢半拍的世界终于理解到它们的重要性，低成本基因测序就是一个例子。丘奇说："人们总觉得能够超越自己的时代是件美事。但我总在真切地感受着太过超前的痛苦。"

值得庆幸的是，乔治·丘奇直到现在也没有被这种痛苦打倒。☙

木乃伊帮治病

对考古遗骸的研究可以促进对现代疾病的了解

2013 年初，科学家发表了一份对 137 具木乃伊进行躯体 CT 扫描的研究报告，这些木乃伊中包括古埃及人和秘鲁人，以及西南美洲的古普韦布洛人（Puebloans）。美国圣卢克中美洲心脏研究所的兰德尔·汤普森（Randall Thompson）带领的研究团队发现，34% 的木乃伊存在动脉粥样硬化的迹象——这种危险的动脉硬化可能导致心脏病或中风。

让他们吃惊的是，各地区的木乃伊都曾受到这种疾病的折磨。苏黎世大学"瑞士木乃伊计划"的负责人弗兰克·鲁里（Frank Ruhli）也发现，他所研究的成年样本中有大约 30%～50% 存在同样的迹象。覆盖面如此之广，可能意味着动脉粥样硬化并不一定是由现代生活方式，如饮食过量所导致的，而更多的是由于潜藏的遗传因素，世界各地都有携带动脉粥样硬化易感基因的人群。如果科学家识别出相关基因，可能就会诞生治疗心血管疾病的新药物。

古代木乃伊能提供丰富的关于早期文明在医疗健康方面的信息，这可能会有助于我们更好地应对现代疾病。但是由于木乃伊既稀少又易损坏，研究者只能在重重限制下对其进行研究，这也导致研究成果极其有限。DNA 测序和 CT 扫描两种医学工具让古病理学家能够诊断出木乃伊的具体死因。他们正在从全世界的木乃伊身上寻找各种疾病迹象。通过对比这些疾病的古代形态和现代形态，研究者就可以发现它们是如何进化的，是什么让这些疾病变得更加危险，也很可能会找到对抗它们的方法。

以肺结核为例，每年有 140 万人死于这种疾病，研究者利用对木乃伊的 DNA 测序和 CT 扫描，了解到了肺结核在何种情况下会快速发展以及相对的治疗手段。乔治·梅森大学的人类学家哈根·克劳斯（Haagen Klaus）对肺结核的传播提出了新见解。很多专家认为是欧洲人将某种特别致命的肺结核传染给了美洲人，但事实并非如此。他通过 DNA 研究发现，公元 10 世纪的秘鲁木乃伊身上已经有了感染良性结核分枝杆菌或堪萨斯分枝杆菌的迹象，这远在西班牙探险者登陆美洲之前。很多其他研究也指出，无论在接触欧洲人之前还是之后，中美洲人的遗体都鲜有患结核病的迹象。克劳斯认为，这是由于结核分枝杆菌在铁离子存在时才会飞速繁衍，而当地人的饮食中铁含量较低。如果这种解释是正确的，那么很可能通过一种能够控制铁离子的药物就可以抑制结核病的发展。

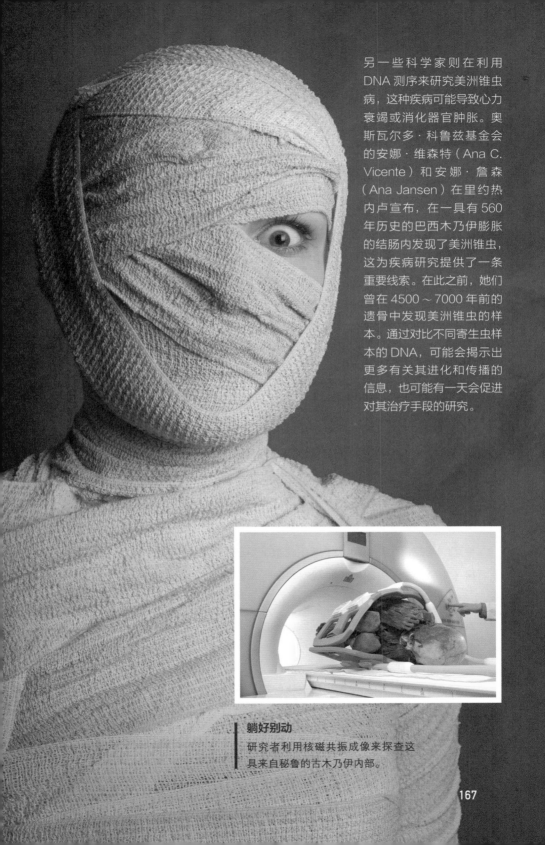

另一些科学家则在利用DNA测序来研究美洲锥虫病，这种疾病可能导致心力衰竭或消化器官肿胀。奥斯瓦尔多·科鲁兹基金会的安娜·维森特（Ana C. Vicente）和安娜·詹森（Ana Jansen）在里约热内卢宣布，在一具有560年历史的巴西木乃伊膨胀的结肠内发现了美洲锥虫，这为疾病研究提供了一条重要线索。在此之前，她们曾在4500～7000年前的遗骨中发现美洲锥虫的样本。通过对比不同寄生虫样本的DNA，可能会揭示出更多有关其进化和传播的信息，也可能有一天会促进对其治疗手段的研究。

躺好别动
研究者利用核磁共振成像来探查这具来自秘鲁的古木乃伊内部。

定制婴儿

新生的无限可能

婴儿的基因组中隐藏着必要时可以挽救他们生命的秘密，但这种基因组信息却可能被用于某些有争议的用途。我们应该把边界划在哪儿？

遗传病——新生儿杀手

　　基拉·沃克（Kira Walker）出生后，她的父母和医生就担心她可能有健康问题。基拉的母亲在努力戒毒，因此在整个妊娠期，她一直服用美沙酮缓解毒瘾。为了保险起见，她遵从医生的建议在密苏里州堪萨斯城医学研究中心待产。基拉出生后就进入了新生儿重症监护病房（NICU），以便医生实时观察她的戒断症状（母亲有毒瘾的新生儿也会有毒瘾）。结果医生发现她有另一个重大的健康问题——血糖异常的低。

　　起初，基拉的主治医生用皮质醇控制住了她的血糖浓度，让她可以出院回家。但在一个月后的复查中，医生却发现基拉的血糖浓度极

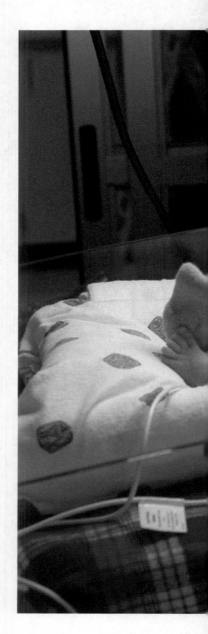

每年，儿童慈善医院的新生儿重症
监护室都会接收 800 名重症患儿。

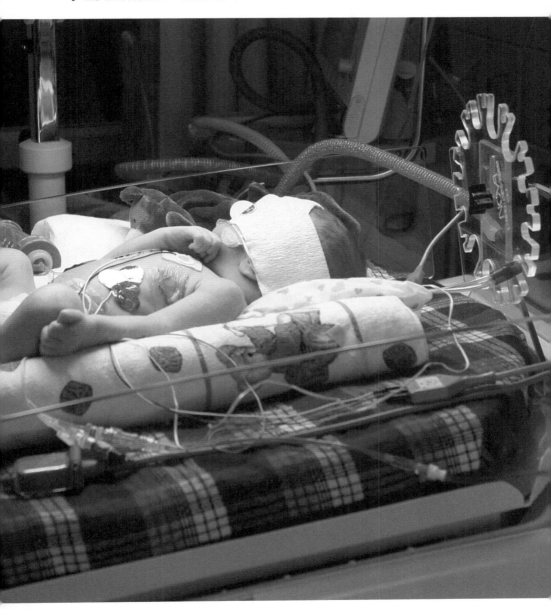

低，低到了连血糖仪都检测不出来。随后，基拉住进了附近的堪萨斯城儿童慈善医院（Children's Mercy Hospital）。为了找到病因，医生给她做了一系列检查，结果依然毫无头绪。血糖浓度每天不断地上下波动，她已经接近脑损伤的边缘。没人知道接下来该怎么办。

其实，基拉能住进堪萨斯城儿童慈善医院是非常幸运的。因为这家医院有能力在几天时间内测定新生儿基因组，这样的医院在美国也屈指可数。要知道在 20 年前，完成测序工作需耗时 10 年之久。通过对她的基因组进行测序，医生能够发现导致疾病的基因缺陷，并提出相应的治疗方案。在一个周四，医生采集了基拉和她父母的血样，血样被送到医院实验室进行基因测序。周日晚上，结果就出来了。

检测结果显示，基拉从她的父亲那里遗传了一个突变的 ABCC8 基因，而她在母亲体内发育时，部分胰腺细胞随机发生了另一个突变。受到这两个突变影响的胰腺细胞不断分泌的胰岛素——一种用于降低血糖的激素，使基拉体内胰岛素过量导致血糖浓度极低。幸运的是，基拉还有 60% 的胰腺细胞是健康的。医生可以移除掉她的受损细胞，保留健康的胰腺细胞（如果受损胰腺细胞更多，她会罹患糖尿病）。之后，儿童慈善医院让基拉的父母将她送到擅长胰腺外科手术的费城儿童医院。在那里，仅两个月大的基拉经过了三个小时的外科手术获得了新生。

儿童慈善医院的医生估计，在新生儿重症监护室的所有婴儿中，有三分之一和基拉类似患有由单一基因突变引起的遗传疾病。因此，标准临床检验很难检测出病因。更糟糕的是，病人常常要等上 4 周至 6 周的时间才能拿到检验结果，而对于许多新生患儿而言，这么长的时间意味着生死之别。当然，常见遗传疾病的诊断就相对容易一些，如孕妇在怀

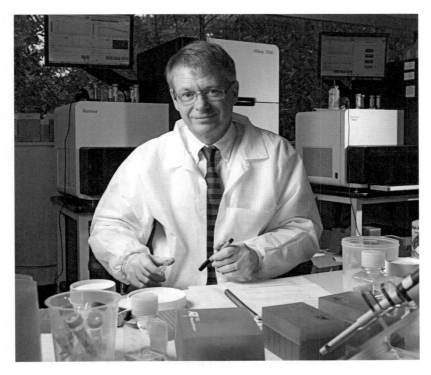

儿童慈善医院新生儿基因组医学中心主任斯蒂芬·金斯莫尔领导着一个研究小组，对患有罕见遗传疾病的婴儿进行基因测序。

孕的前三个月内，医生会采集血样进行检查，以判定孕妇是否存在可能会导致 100 种遗传疾病的基因突变。但是，单一基因突变导致的遗传疾病多达 4000 种。

儿童慈善医院的儿科基因组医学中心主任斯蒂芬·金斯莫尔（Stephen Kingsmore）说，通过对婴儿基因组的分析，医生在 50 个小时之内就能查出一种症状所有的可能遗传学病因。在过去几年，金斯莫尔领导了一个先期研究计划，对包括基拉在内的 36 名婴儿进行基因组测序。随着研究进程的不断推进，美国国立卫生研究院开始资助儿童慈善医院，目前医院正在开展一项临床试验，对 1000 名婴儿进行基因组测序。

这种诊断工具将会改变新生儿医学的面貌。儿童慈善医院的临床试验，以及很快会在其他医疗机构启动的三项类似试验，将向人们展现基因组测序技术的强大威力及蕴藏的风险。与此同时，其他机构也正在开发能够全面预测新生儿遗传疾病的技术，从而保障父母们能生下一个健

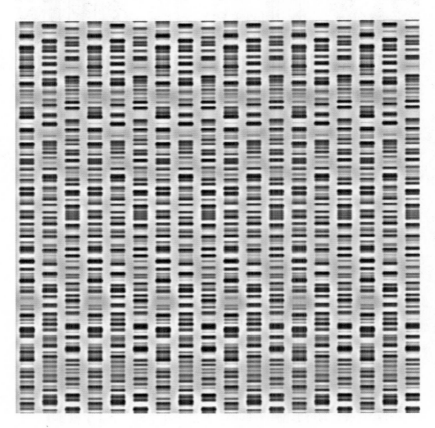

基因测序技术为患有遗传病的新生儿带来了希望。

康的孩子。然而，这些技术在给人们带来福音的同时，也引发了一定的争议，如新生儿和胎儿是否有人权？这项技术会不会引起基因歧视？此外，还有最核心的问题，即人们该把基因编辑的界限划定在哪里？几乎不会有人反对把基因测序用在遗传病的防治上，但是如果父母知道可以通过基因设计，生下外表更加英俊靓丽，或是能力更强的婴儿，人们会怎么做呢？

基因测序——新生儿的希望

2003年4月，在付出13年的艰辛努力和30亿美元的巨额投入后，参与人类基因组计划的科学家宣布，他们已经完成首个人类基因组的完整测序。许多医生认为，这项技术将在一夜间给医学界带来变革——成功破解人类全部基因密码后，科学家们将能确定大多数疾病的病因，并找到治疗方法。儿童慈善医院新生儿医学专家乔希·派特里金（Josh Petrikin）说："人们感觉，我们的医疗手段已经和《星际迷航》中的神奇医术没有区别了。"但是，这种诱人的情景并没有出现。一方面，测序工作本身——破解30亿个核苷酸的准确排列顺序耗时极长，成本极高。而且，对测序结果进行解读也非常困难。对科学家而言，这就像是阅读一本由火星人写的书，不仅书中所使用的词汇是完全陌生的，其语法也十分复杂，规则多变。另一方面，科学家们很快就发现，大多数疾病并不是由单一基因突变引发的，而是由于多个基因同时发生突变，甚至基因完全不发生突变也会引发遗传疾病。

11年后，全基因组测序诊断和治疗技术终于有所突破，至少实现了儿童疾病上的突破。成年人罹患的大多数疾病主要是由复杂的基因和环境综合因素引起，而导致婴儿死亡的最主要原因则是遗传疾病，并且其中多数情况是由单一基因的突变引起。单基因疾病，包括常见的囊状纤维症、镰状细胞贫血、戴萨克斯症，以及数千种全球仅有几人至几百人发病的极罕见遗传疾病。尽管那些罕见病在临床诊断上较为困难，但其基因突变类型较为简单，理论上可以通过基因测序进行快速诊断。与此同时，在过去十几年里，基因测序的成本和耗时都已大幅下降，生物信

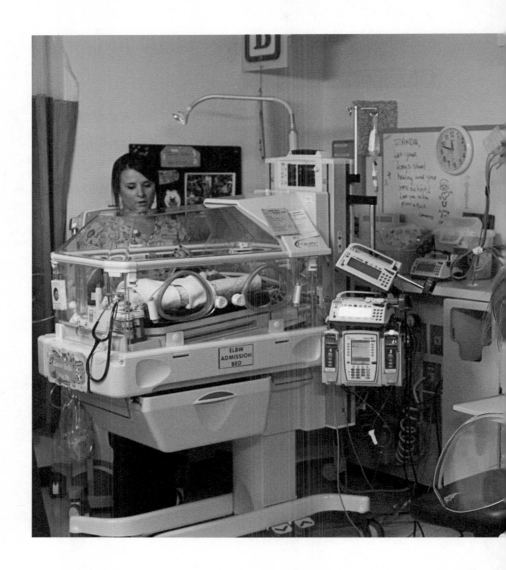

息软件能够更有效地将基因突变与已知病症对应起来。因此，人们认为，患有遗传病的新生儿会是第一批从技术进步中获益的人。

多年前，时任新墨西哥州圣菲国家基因组资源中心（National Center

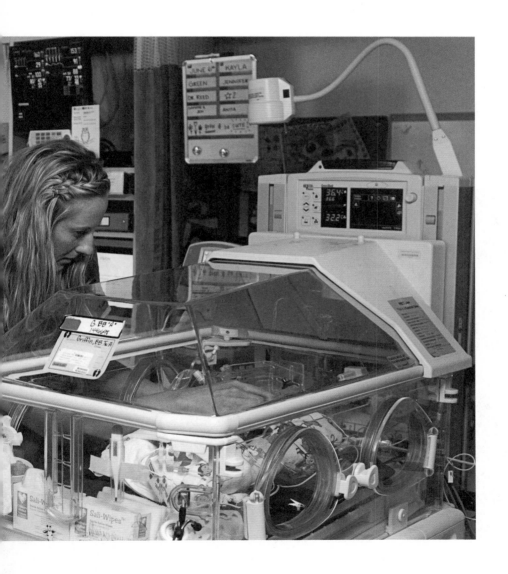

for Genome Resources）主任的遗传学家金斯莫尔意识到基因测序对新生儿医学的重要意义。当时，这位总是神情严肃的科学家正和他的研究小组进行可可和水稻的基因测序。"植物基因测序领域的发现可能会对医学有所帮助。"金斯莫尔自信地说。他决定接受挑战，在基因测序的浪潮里寻找到新的突破口。

金斯莫尔离开圣菲搬到了堪萨斯城，开设了一个新生儿基因组医学中心。不久之后，他了解到一家名为亿明达（Illumina）的生物技术公司正在寻找一所合作医院，希望医院能对他们新研发出的测序仪 HiSeq 2500 进行测试。他回忆道："我们自告奋勇想要合作，因为我们知道该如何测试，就让我们用它来帮重症患儿碰碰运气吧。要知道，大多数重症患儿甚至都

| 延伸阅读 |

如何用基因测序诊断遗传疾病患儿

在密苏里州的堪萨斯城，儿童慈善医院儿科基因医学中心的医生与亿明达生物技术公司合作开发了新生儿全基因组测序技术。他们通过这项技术能在 50 个小时之内找出罕见遗传疾病的病因。

第 1 步

埃利安娜出生在 2013 年的新年夜，她在出生后就被立即发现有健康问题：血糖浓度频繁波动，每隔几分钟就会出现抽搐症状，药物也无济于事。医生提取了埃利安娜和她父母的血样，然后送到了医院实验室。

第 2 步

实验员将 DNA 与血液分离，并将 DNA 扩增数百万倍，再用超声波将其粉碎成容易读取的碎片。然后，将包含 DNA 样本的碎片载入亿明达公司的 HiSeq2500 型测序仪，测序仪能在 26 个小时之内读取全部碎片上的遗传数据。

等不到诊断结果出来的那一天。"医院很快就启动了这个试验项目。2011年11月，医生成功确诊了36个患有未知遗传疾病的婴儿中的18个——如果没有这项新技术，他们可能不得不在死亡的威胁下，等待好几个月时间才能确诊。

派特里金和医院的新生儿医学主任霍华德·基尔布赖德（Howard Kilbride）走过新生儿重症监护室时，看到三个月大的埃利安娜（Eliana）正在她父亲的怀抱中酣睡。埃利安娜生于2013年的新年夜，被带回家后，家人发现她每隔几分钟就会头部抽搐。普通药物对此已经无能为力了，医生不得不给她注射大量的镇静剂控制症状。后来，儿童慈善医院通过全基因组测序诊断出，埃利安娜患的是SCN2A基因突变导致的大田原综合

使用超级计算机来处理数据，并将基因片段与对照基因组进行比对。计算机对三份样本和对照组之间的差异进行记录。记录显示差异点多达500万个，不过大部分差异点是无害的。

第3步

生物信息软件确定埃利安娜的SCN2A基因出现了突变，而她父母的基因中都没有出现这个突变（这说明，突变一定是在受孕前在精子或卵子中自然发生的）。这一突变表明埃利安娜患有大田原综合征——一种罕见的儿童癫痫症。

第4步

根据埃利安娜的诊断结果，医生尝试使用新疗法对其进行治疗。3月时，她的健康状况大为改观，仅凭摄入低糖的饮食就能有效地控制大田原综合征的发作。到了5月，她的抽搐症状不再发作，顺利出院。

第5步

征（Ohtahara syndrome）。这种病可采取摄入低糖饮食在一定程度上加以控制。埃利安娜从 3 月份开始摄入低糖饮食，之后抽搐症状有很大的改善，不需要再注射镇静剂，也离开了呼吸机。她的母亲米歇尔说，他们已经能够看到她活泼可爱的一面了，因为她现在每天有很多时间是在清醒的状态。

甚至连金斯莫尔本人对测序所带来的成果都大感意外。他很兴奋地说："其实我们没有期待最终有什么结果，只是想给那些患病的孩子做一下测试。尤其是考虑到目前科学家对人类基因组仍然所知甚少，但是最终的结果真是太棒了。"本来不属于试验项目的患儿也参与了检测，金斯莫尔说："这种成本不高的基因检测技术已经拯救了数十名患儿的生命，他们的家庭也重新燃起了对生活的希望。"

世事总是不能尽如人意。埃利安娜在接受治疗后，还是留下了一系列的后遗症：即便大田原综合征患儿能活过婴幼儿时期，他们的智力水平也会受到严重损害。而对于某些患儿而言，由于没有相应的治疗方法，确诊也就意味着死亡判决。在参与试验项目的患儿中，仅有 7 人在可治疗范围之列。派特里金说，虽然不能消除所有的不幸，但能确诊终归有所帮助，患儿能够减少痛苦，家属也能得到一个交代。埃利安娜的母亲对此也表示赞同："虽然确诊后我们得到的不是最好的结果，但是能让人知道其病因所在，也让我们在战胜疾病的路途上更进一步。"

在美国国立卫生研究院临床试验的助推下，儿童慈善医院希望能向更多患儿的家属提供确切的诊断，并提供一些治疗建议。躺在恒温箱里的泽维尔（Xavier）只有三周大。他出生时肠道露在身体外面，有这种症状的新生儿的发病率越来越高，而原因可能有遗传方面的因素。医生做了几次外科手术，试图把他膨出体外的肠道塞入体内，但每次都没能成功。基因测序能不能帮助医生找到这种出生缺陷的病因？或许可以。

离泽维尔不远，还有一名连接着呼吸机的患儿。他在离开母亲子宫后呼吸就遇到了问题，继而发展成了肺动脉高压症。患有这种疾病的患儿对治疗的反应各异，可能是因为症状有着不同潜在的遗传原因。通过基因测序，可能会更快地确定正确的治疗方法。基尔布赖德表示，在理想状况下，医生能够根据每名患者的情况提供个性化治疗，而不再像以前一样，千篇一律。他说："现在只需要进行抽血化验，几天内就能得出诊断结果。这将给新生儿医学带来革命性的变革。"

基因筛查——告别缺陷新生儿

亚历克西丝·斯特金（Alexis Sturgeon）的弟弟 15 岁时，出现了呕吐症状。起初，医生以为他得了流感，但是随着时间的推移，他的症状没有得到改善。在向数家医院求助，做了多项化验后，他被确诊患有鸟氨酸氨甲酰转移酶（OTC）缺乏症，这是一种由 OTC 基因突变引发的罕见病症。在正常情况下，OTC 能生成一种促进氮元素转化的蛋白质。但在该基因没有正常表达的情况下，体内则会积累有毒的氨。斯特金的弟弟被确诊后，为了保持健康，他不得不吃药补充蛋白质，有时每天多达 100 片。

OTC 基因位于 X 染色体上，这也意味着携带一个 X 染色体和一个 Y 染色体的男性在继承了该基因缺陷的情况下将会发病，而双 X 染色体的女性则通常是无症状携带者。即便她们遗传了一个缺陷基因，其第二个 X 染色体上的基因能正常表达生成足够量的蛋白质，所以能维持自身的健康。

尽管斯特金自己感觉一切正常，她仍决定检测一下自己的 OTC 基因。

事实上，她是 OTC 缺乏症的无症状携带者。她可能终生不会发病，但她更希望自己在生儿育女时不会把缺陷基因遗传给下一代。如果她生的是女儿，当然她们也可能终生不会发病，但会有 50% 的概率继承突变基因，然后再遗传给后代。如果她生的是儿子，这个孩子会有 50% 的可能性继承突变基因，并不可挽回地成为 OTC 缺乏症患者。因此，斯特金迫切地想知道，究竟有没有办法能确保她生出健康的下一代？

包括桑提亚哥·穆恩（Santiago Munné）在内的遗传学家已经决定用一生来寻找这个问题的答案。20 世纪 90 年代初，穆恩获得了遗传学博士学位，他意识到最有可能从基因技术中获益的是那些希望怀孕的女性。以前，医生只会对斯特金这样在备孕的女性说，她们别无选择，只能听天由命，或者寄希望于小孩自身的超凡运气，祈祷他们能打败厄运。而往往医生最后只能告诉她们坏消息。

穆恩试图改变这种令人沮丧的

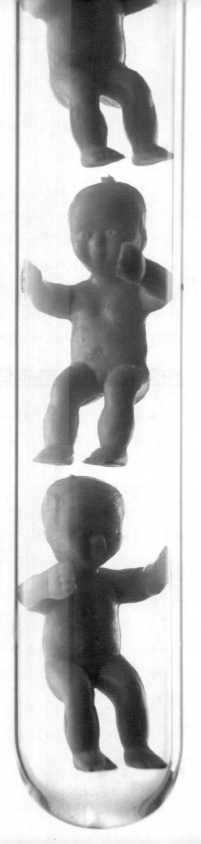

状况。1993 年，他与康奈尔大学医学院的雅克·科恩（Jacques Cohen）合作，进行了首次体外受精胚胎的染色体缺陷筛查，筛查项目包括唐氏综合征。医生可以使用筛查技术选取健康的胚胎植入体内，从而消除试管婴儿罹患上染色体缺陷疾病的风险。

2001 年，穆恩作为联合创始人之一，在新泽西成立了一家公司，这是为数极少的几家专门从事新生殖医学技术开发的公司之一。在四年的时间内，穆恩的团队极大地改进了染色体检测技术，他们测出了更多的染色体异常。此外，他们公司还开发了植入前基因诊断技术，这种技术可以对体外受精胚胎进行 OTC 缺乏症等单基因疾病筛查。

因此，当斯特金在准备怀孕时，医生建议她到穆恩的公司进行筛查。她当即就同意了体外受精检测。医生先用棉签从斯特金和她丈夫的口腔提取了他们各自的 DNA，进行筛查。斯特金服用了数周的催孕药，然后医生先从她体内提取了 7 枚卵子，再用她丈夫的精子进行受精，形成了受精胚胎。在胚胎生长到第 3 天时，医生从每个胚胎中提取了一个细胞，然后将细胞再送去进行检测。在送检的第二天，公司就告知了她的医生，哪个胚胎携带有 OTC 突变基因，哪个没有携带。后来，斯特金生下了一名健康的女婴，起名奥德莉，她的两处 OTC 基因都正常。斯特金在得知这个好消息后，开心地说："非常感谢这些高明的专家，是他们搞定了这一切，是他们帮助有基因缺陷的人获得了生育健康婴儿的机会。"

不过，穆恩说，单基因疾病的筛查只不过是个开始。他们的公司已经开发出了能够筛查 BRCA1 和 BRCA2 基因突变的检测技术，这两种基因的突变是造成乳腺癌的主要原因。他希望在不久的将来，能筛选出有自闭症、精神分裂症和阿尔茨海默病等基因缺陷的胚胎，最终让全基因组胚胎筛查成为现实。虽然单基因检测筛查对于已知遗传缺陷存在的家族效果很好，例如斯特金的案例就非常成功，然而，还有很多希望养育下一代的父母并不知道他们自身有基因缺陷。此外，穆恩的研究表明，在怀孕期间胚胎可能会出现多达 3000 个突变，而这些突变是完全无法预测的。

2014 年 5 月 18 日，全球首个在植入前就进行了全基因组测序的试管婴儿诞生了。尽管这一举措仍是概念性的，但穆恩认为，一旦全基因组测序成本降至 1000 美元以下，他们就有能力为有需求的父母提供基因测序服务。重组基因公司的研究人员估计这个目标很快就能实现。

设计婴儿，我们准备好了吗？

当然，基因能预测的东西远非只有疾病。试想，如果医生能够创造健康的婴儿，那么他们有什么理由不去创造有着特定优质基因的婴儿呢？生殖医学研究所（The Fertility Institutes）主任杰弗里·斯坦伯格（Jeffery Steinberg）解释说："一旦你能观察和识别胚胎中的染色体，那你就能研究这个胚胎的一切，而'一切'一词的范畴正在不断扩大。人们将能够理直气壮地说，'我不希望我的孩子有唐氏综合征，我想生个女孩，希望她不要携带乳腺癌基因，并希望她长着一双蓝眼睛'。"

目前，人工选择性别已经成为现实。尽管有 36 个国家仍禁止性别选择，但这种做法在美国却是合法行为，而且相关产业蓬勃发展，即使为此人们要花掉 1.8 万美元的巨额费用。2006 年，有关机构对 415 家生殖医学诊所进行了相关调查，其中有近半数的诊所自称他们为"非医学"目的提供植入前基因诊断服务。从那时起，这个比例仍在不断上升。正如斯坦伯格所言，到他诊所求医的夫妇中，有 90% 的人想要选择婴儿的性别。

大多数进行性别选择的美国家庭，都是出于子女性别平衡或是健康原

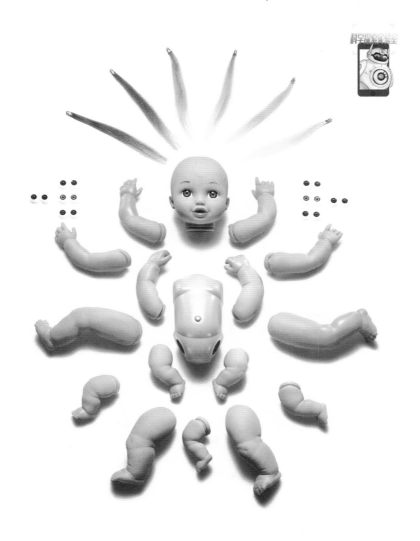

因而这么做。住在新泽西州菲利普斯堡的香农·忒斯勒（Shannon Twisler）和她丈夫已经通过体外受精方式生了两个男孩，一个四岁，另一个三岁。现在他们计划生一个女孩。她想，反正她都要再接受一次体外受精（这对夫妇无法自然受孕），为什么不让医生直接植入一个雌性胚胎呢？"我们几乎想都没想就决定了。"忒斯勒说，"我姐姐生了三个男孩，但她很想要个女孩。我母亲生了四个女孩，但是想要个男孩。我们家的人好像中了魔咒，要么一直生男孩，要么一直生女孩。"她想用科技的力量打破这个魔咒的愿望最终得以实现。在医生准备的体外受精胚胎中，她和丈夫选择了一个女性胚胎。

性别选择只是个开始。斯坦伯格说，通过筛选那些控制虹膜色素含量的基因，医生能够选择婴儿眼睛的颜色。"如果色素含量较高，眼睛就会是棕色的，"他解释说，"如果没有色素，眼睛就会是蓝色的。如果色素含量介于二者之间，眼睛就会是绿色或浅褐色的。" 2009 年，斯坦伯格

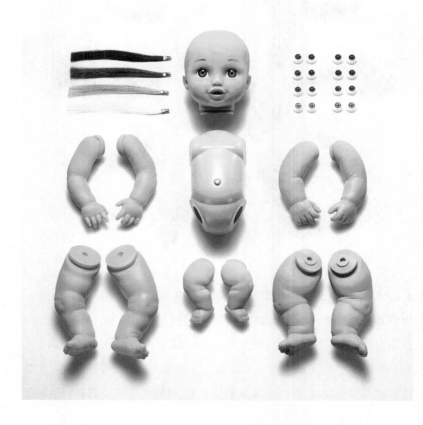

宣布将在他的诊所提供婴儿眼睛颜色的选择服务。这在社会上立刻引起了轩然大波，有人对此颇有兴趣，也有很多人对他们发出了威胁。斯坦伯格曾接到一通来自梵蒂冈的电话，那里的科学家请他在提供该项服务前要三思而行。最终，他接受了科学家们的建议，撤下了此项服务，理由是科学技术的发展速度超过了社会对它的接受程度。

斯坦伯格相信公众的态度一定会发生变化。"很多以前甚嚣尘上的批评声音后来都逐渐冷寂了下来，"他说，"在 20 年前，人们认为体外受精术将会制造出恐怖的僵尸，但是现在，在你出席的一次聚会中，里面说不定会有一半的人是通过体外受精技术出生的。在接下来的几年内，选择婴儿眼睛的颜色将成为平常的医学服务。"他补充道，"选择头发的颜色也为时不远了。"斯坦福大学的科学家已经宣布，他们找到了能造就金黄色头发的基因变异。

很多反对者认为这些技术并不成熟。南加州大学凯克医学院生殖内分泌及生育学系主任理查德·保尔森（Richard Paulson）说："我真的不认为这件事很容易，那些正在沿街叫卖的人，那些正在他们的网站上大做广告兜售基因选择技术（比如选择婴儿眼睛颜色）的人，他们都缺乏一个理智而诚实的态度。"针对这一点，斯坦伯格也承认，他的婴儿眼睛颜色选择方法的准确率只有 90%～94%。目前，他正在筹资开展进一步的研究，希望把准确率提高到 99%。他表示，一旦准确率提高到 99%，他就会向市场推出该项服务。

婴儿特征选择技术在很多方面都会引发巨大的争议，这和技术本身无关。美国妇产科医师学会担心，性别选择将会造成对女性歧视的进一步升级。（有趣的是，在美国采用性别选择技术的父母中，选择生育女孩的超过半数。）此外，该如何处理父母认为没有价值的胚胎也是一个问题。成千上万个未来棕色眼睛的胚胎会被当作医疗垃圾而销毁吗？忒斯勒计划把多余的冷冻胚胎捐给其他家庭，但其他进行性别选择的父母可能会直接扔掉那些未能被他人使用的胚胎，于是就产生了"滑坡效应"——一旦人们开始选择性别、眼睛的颜色和头发的颜色，还有什么能阻止经济宽裕的父母们定制头脑更聪明、体格更健壮、外表更英俊漂亮的婴儿呢？这正是影片《千钧一发》（Gattaca）提出的警示：家境富裕的父母定制后代，把那些基因相对劣等、自然受孕的兄弟踩在脚下。基因歧视猖獗，冲突随之爆发。

然而，要达到《千钧一发》中的科技水平还有很长的路要走。一方面，由于智商、身高、相貌等特征的决定因素非常复杂，科学家们还未找到所有涉及的基因，因此那些实现140分智商或者是完美脸颊的基因"配方"还没有出现。今天的生殖医学诊所能做的不过是，由父母的遗传物质孕育出几个胚胎，然后再选择其中一个而已。医生还不能让智商平庸的父母生出高智商的天才婴儿，因为这需要动用基因工程技术才能实现。而编辑胚胎基因的技术目前尚属未来科技。"人们以为会有一个菜单，上面列着1000种不同的特征，父母们自由地勾选各种特征进行组合，"保尔森说，"事实上，技术还远远达不到这个水平。"

对普通人来说，他们肯定想让自己的孩子更好。作为已经有了一个三岁女儿的待产母亲，梅琳达·温纳·莫耶（Melinda Wenner Moyer）能切身感受到基因筛选技术的利与弊。每次当她见到自己的女儿时都兴奋异常，这是他们夫妇的结晶，也是两人基因的自然组合。如果能确保女儿没遗传她的背部疼痛，或者她丈夫的胃反流，对女儿来讲是不是会更好？所以莫耶认为出于医学原因选择胚胎是一个正确举动。她也能够理解人们希望家庭性别平衡的愿望，当她知道自己将要出生的孩子是男孩时，感到非常高兴。但通过操纵自己女儿的基因，让她的相貌更像女星查理兹·塞隆（Charlize Theron），到底有什么意义？莫耶认为，即便她的女儿眼睛是褐色而不是蓝色的，她对自己女儿的爱也不会少半分，她想不到眼睛颜色的不同会带来什么不良后果。

有一件事是确信无疑的：随着基因技术的飞速发展，人类的下一代或下下一代将能"设计"他们的婴儿，至少在一定程度上可以。未来人类社会是会欣然接受这一现实，还是会竭力抵制？这个问题还没有明确的答案。 🧬

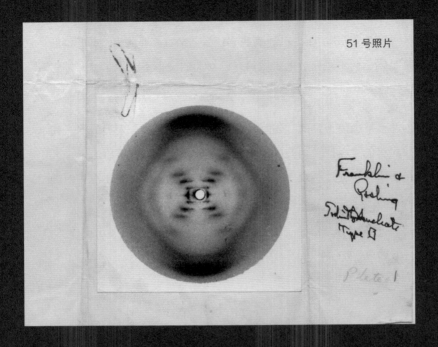

51 号照片

"DNA 的黑女士"

每当谈到 DNA 双螺旋结构时，人们会想到两位发现者詹姆斯·沃森和弗朗西斯·克里克。在很长一段时间里，一位同样做出杰出贡献的女科学家被遗忘了，她就是英国化学家和晶体学家罗莎琳德·富兰克林（Rosalind Franklin），现在人们称她"DNA 的黑女士"（Dark Lady of DNA）。富兰克林的研究领域是 X 射线晶体学：用 X 射线研究晶体中的原子排列，以分析晶体结构。这项技术帮助发现了 DNA 链的双螺旋分子结构。

美国《大众科学》杂志曾在 1963 年 5 月号刊登了对沃森、克里克和莫里斯·威尔金斯（Maurice H. F. Wilkins）的采访，他们三人刚获得了 1962 年的诺贝尔生理学或医学奖。沃森在采访中表示，富兰克林是双螺旋发现过程中不可缺少的一分子，应分享诺奖。其时富兰克林已因病在 1958 年去世。

根据美国国立卫生研究院发表的纪念富兰克林的文章记述，威尔金斯对 DNA 双螺旋结构的发现起到了"关键"作用。他当时是富兰克林在国王学院实验室的主管助理，他在富兰克林不知情的情况下，向沃森和克里克展示了她对 DNA 的研究工作，包括一张编号为 51 的 DNA 的 X 射线衍射照片。富兰克林的研究对他们有很大启发，借此他们完善了自己创建的新理论，然后在《自然》上发表了论文。克里克后来承认，富兰克林离 DNA 的发现只有"一步之遥"。可在沃森与克里克接受鲜花与掌声的时代，她却不为人知。

尽管富兰克林对 DNA、碳和病毒的结构研究做出了杰出贡献，但大部分工作是人们在她死后才了解到其中的价值。她经历了短暂而坎坷的一生，年仅 37 岁就死于癌症。这位出色的科学家早年毕业于剑桥大学却没有获得学士学位，因为在那个时代不授予女性学位。而她的患病极有可能是因为 X 射线的影响，当时人们对 X 射线的危害不甚了解。

很多人认为富兰克林生错了时代，但那时对女性的歧视并没有阻碍富兰克林对科学的追求。富兰克林在 1940 年写给她父亲的一封信可以反映她对工作和生活的态度：

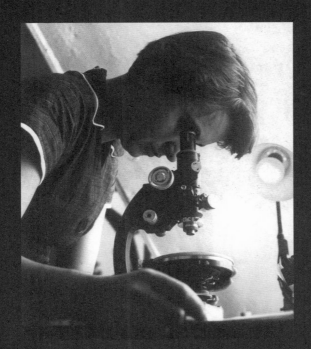

"科学和日常生活是不能也不应该分开的，对我而言，科学对生活做出了一部分解释。而就科学本身而言，它是基于事实、经验和实验的……我赞同对于世俗上的成功，信念是必不可少的，但我不接受你对信念的定义，即相信死后有生命。我认为，信念中必不可少的是相信我们竭尽所能才能更加接近成功。而且要相信我们的目标是值得做的（让人类进步，无论现在还是将来）。"

罗莎琳德·富兰克林
（1920.7 ～ 1958.4）

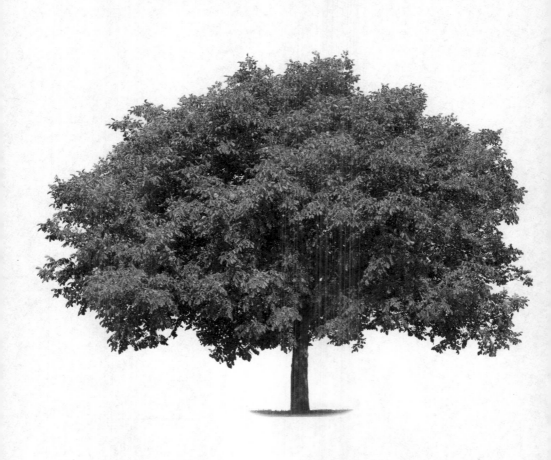

EXPLORING IMMORTALITY
第四章 探索永生

　　最后一章，我们来看看"最后"的问题——人类能长生不老吗？无论东方还是西方，在神话传说中都有长生不老的故事：秦始皇让方士炼丹，寻找长生不老药；《西游记》中的蟠桃能让人得道成仙，所有妖怪都梦寐以求吃上一口唐僧肉；《圣经》中描述伊甸园内有生命之树，吃下它的果实后永生不死；"不老泉"的传说已传颂千年，饮用或在泉水中能沐浴让人永葆青春。

　　这些故事说明，延伸生命一直都是人类的愿望。但从科学研究的角度上来看生命的延续，只在近百年才真正获得了有意义的研究成果。如今我们能在各种各样的广告中看到"抗衰老"的字样，但到目前为止，不仅拿得出确凿抗衰老证据的产品寥寥无几，就算是实验室中开展的相关试水研究也步履维艰。

　　即便如此，对生命延续的研究突破口却越发多样起来。科学家从基因的层面初步了解了细胞衰老的原因，目前我们还不能逆转这个过程，但科学家想让衰老的过程慢下来。减缓衰老以延长最大寿命（目前世界纪录为 122 岁）和平均寿命（我国平均寿命为 76 岁）成了科学家的研究焦点。当然，这也是很多极其富有的老年人所期盼的。或许你从前面几章已经发现了教科书中不会告诉你的残酷现实——科研资金，是推动科学发展的重要因素，甚至是最重要因素。对长寿的渴望让大小富翁们纷纷慷慨解囊，这似乎会带来一种科学和资本双赢的局面。更魔幻的现实是，目前没有一款真正的抗衰老药，但与其相关的保健品产业却蓬勃发展。

另一方面，科学家还通过干细胞疗法、基因治疗、移植或人造器官来延长人体健康的状态，这些与前面提到过的生物工程和生物医学工程都有直接的联系。不过就像打造完美婴儿一样，如果真正实现了生命延长或者永生，那背后又有无数的伦理与道德问题等待解决。所有人都活着，又有更多的新生命诞生，造成人口爆炸，而这一直都是人类担心的问题。会有解决方案吗？或许上传大脑，让意识永存是更合适的永生方案？

　　在实现永生的方案中，有一门特别的技术——人体冷冻。很多专家认为，冷冻技术就像驶向未来的"救护车"。现在就有人选择将自己死后冷冻，等待未来科技更发达时再实现"复活"。本章将为我们呈现冷冻技术更实际的一面。很多实例表明人体在低温环境下保持了濒死状态，被送到医院后通过体外循环设备又"复活"过来。如果能长时间地维持这种状态，那么科幻电影中的星际旅行可能就会成为现实。通过冷冻技术按下生命的暂停键，让限于客观条件不能医治的疾病暂缓恶化，想取得这样的效果也不止冷冻技术一种。

　　纵然永生不可能实现，但所有那些不断挑战永生的科学家已经为我们展现了人类尊重生命、渴望生命的天性。正是这种尊重和渴望，推动着生命科学过去、现在以及未来的蓬勃发展。

捍卫青春

人与衰老的殊死战斗

他试图从分子层面找到导致衰老的机制，从而将人类寿命延长到 150 岁乃至长到人都不想活了的程度。

让所有人都长生不老

比尔·安德鲁斯（Bill Andrews）有双大脚，他在 20 岁第一次下水时就打破了南加利福尼亚州赤脚滑水项目的距离纪录。然后，他爆发了打破赤脚滑水速度世界纪录的雄心。他努力了，直到拉着他的拖曳船速度超过 128 千米 / 小时。他说："他们把我从水里拖出来，放到了担架上。"这听起来真是个悲伤的故事……

这位穿着 48 码鞋的大个子正在路上啪嗒啪嗒地跑着——安德鲁斯正沿着特拉基河畔奔跑。路两旁的廉价酒店、小商场和高速公路指示牌说明，这里是内华达州里诺的商业区。59 岁的安德鲁斯身高 1.9 米，身材瘦削，有些花白的头发剪得短短的。为了今天的活动，他特意穿上了银色的跑步夹克，背上收拾利落的背包，这身穿搭让他看上去就像是影片《太空英雄》(*The Right Stuff*) 里面的航天员。

事实上，他现在是美国著名的超级马拉松选手之一。"我一次能跑 160 千米。我经常在抵达终点后再转过身往回跑，去鼓励我的那些还在向

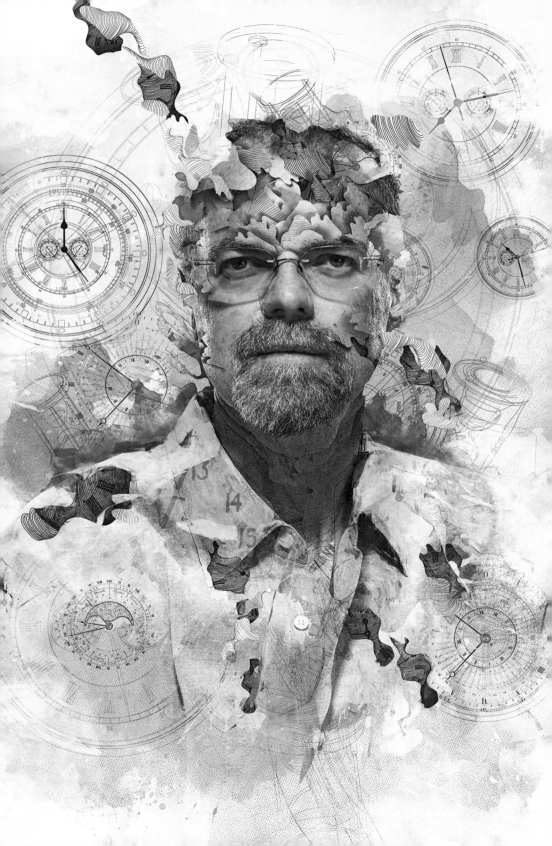

终点努力的朋友。"他说，"在无数次比
赛中，我身边不断有人因筋疲力尽瘫倒
在路上，而我还行有余力。"

"我想延缓衰老，我的朋友，我的家
人，我的投资人，包括我自己都在老
去，我还想赚更多的钱呢。"这是人到
中年的他重新开始跑步的契机。那时
他创办了自己的公司——赛拉科学公
司（Sierra Sciences）。在 5 年的时间里，
他每天都和一个科学家小组在实验室里
工作 14 ～ 18 个小时，希望能够在某个
研究方向上有所突破。结果，医生告诉
安德鲁斯，再这样下去他很有可能就英
年早逝了。

"我想，天哪，我可不想研究明白了
如何抵抗衰老，自己却死了。"

的确，这件事确实充满了讽刺意味，
因为安德鲁斯的研究方向正是减缓甚至
停止人体的衰老。这个研究方向被很多
人认为是痴心妄想，而他们觉得安德鲁
斯是个自负的人。可实际上，安德鲁斯
有着正经的科班背景，而且一直在坚持
严谨的研究。他与他的朋友、剑桥大学
的抗衰老专家奥布里·德格雷（Aubrey

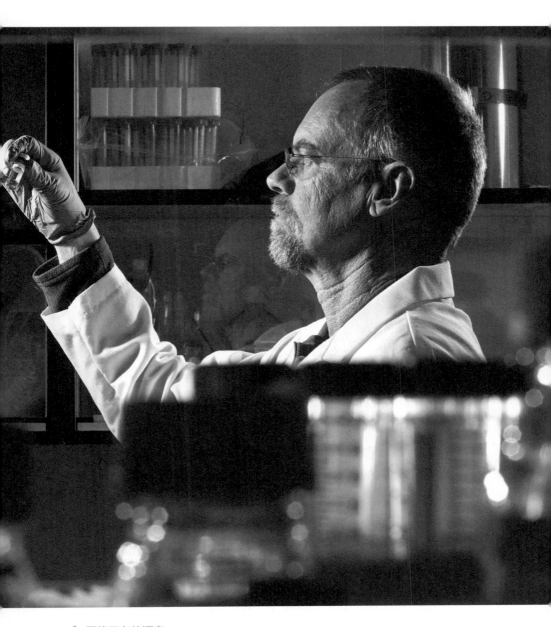

寻找不老的源泉

比尔·安德鲁斯试验了数万种化合物，希望能找到一种抵抗衰老的药。

de Grey）完全不同——德格雷总是靠语出惊人来引起媒体的注意，人们分不清他说的是科学还是科幻，而安德鲁斯是一名实实在在进行研究的顶级分子生物学家。

20世纪90年代，安德鲁斯担任杰龙生物科技公司（Geron）分子生物学部主管时，他领导一个研究小组与科罗拉多大学的实验团队结盟，在一场耗时近十年的科研竞赛中艰难战胜了麻省理工学院的研究团队，率先找到了人类端粒酶基因。这是一场堪称伟大的科学竞赛，因为他们证明了端粒酶的生物学价值——一种能维持染色体末端（被称为端粒）长度的生物酶。细胞每次分裂，端粒就会缩短一点。等端粒短到一定程度后，细胞就无法进行分裂，也就不能继续复制新细胞了。当人们感觉自己老了，皮肤变得松弛，体内的器官作用迟缓，免疫系统反应能力变弱了，这时也许一次感冒就能要了我们的命。这都是因为依赖细胞分裂的新细胞再生能力变弱了。既然如此，如果我们能诱导身体表达更多的端粒酶呢？也许我们能看到答案，因为这正是安德鲁斯正在做的事。

对于安德鲁斯来说，健康生活就是对端粒的延续。如果选择不良的生活方式，人们很可能在端粒还没有短到威胁生命的程度时，就死于心脏病、癌症或其他疾病。但对于经常进行有氧运动的安德鲁斯和知道保养身体的人来说，一种能激活端粒酶的药物可能会减缓身体衰老的速度。安德鲁斯把自由基及其他会导致衰老的因素比作一捆炸药，缩短了的端粒则是导火线最短的那根。"所以我们要优先拆掉'短端粒'这根炸药，"他说，"如果一个人不抽烟，体重也不超标的话，活到150岁根本没什么奇怪的。如果人们能多活50年，就能享受更多解决衰老问题的成果。"

安德鲁斯的团队已经发现了近40种激活端粒酶的化学物质，但是距离真正的抗衰老药还有很长的距离，而且他们受到金融危机影响，一度缺少研究资金。好在他与商业公司合作推出的含有激活端粒酶物质的"抗衰老"产品很吸引人，即使这不是安德鲁斯最初想象的抗衰老药，但他仍觉得这些有助于提升人们的幸福感。销售利润与后续的投资能帮他研究出真正的抗衰老药物。

安德鲁斯很直白地说："我想长生不老，我希望我的家人和朋友，我的投资人以及他们的家人和朋友都想长生不老，顺便赚一大笔钱。实际上，我想要所有人都能长生不老。"

细胞中的生命时钟

随着年龄的增长，我们的身体越来越容易患上癌症或心脏病这样的致命疾病，因此医生经常通过所谓的衰老性疾病来判断我们身体的衰老

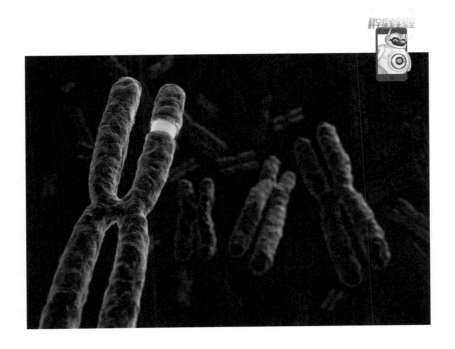

程度。但在 20 世纪 50 年代，一些生物学家开始将衰老本身作为一种疾病来看待。当自由基从周围夺取电子的时候，一系列"邪恶"的连锁反应就会发生。例如，由于该作用胆固醇分子被氧化，接着与血管壁发生反应，形成动脉粥样硬化斑块；或者是细胞核中的 DNA 发生突变，成为癌症病发的基础。随着这种理论的逐步发展，研究人员开始强调线粒体的作用，它是负责将糖转变为能量的动力工厂。随着线粒体的老化，它们会释放出更多的自由基，这些自由基会阻碍能量的生产，继而对整个细胞造成损害，加速人体所有系统的衰老。

在细胞生物学家看来，上述理论是回答我们为什么会在浴室镜子里看到自己越来越老的最好答案。端粒的研究为科学家开启了从分子层面更深入地挖掘衰老机制的可能性。这个新兴领域的发展在 1984 年开始加速——加州大学伯克利分校的生物化学家伊丽莎白·布莱克本（Elizabeth Blackburn）和她当时的研究生卡萝尔·格雷德（Carol Greider）在一种常见于池塘中的单细胞生物"四膜虫"中发现了端粒酶，这个发现让她们获得了 2009 年的诺贝尔生理学或医学奖。从那时起，关于人体端粒和端粒酶的图景变得清晰了。

端粒是由六个 DNA 的基础元素"碱基"——两个胸腺嘧啶、一个腺嘌呤、三个鸟嘌呤（TTAGGG）重复排列组成，是负责保持染色体完整性的"帽子"，防止可能导致癌变的破坏。人们经常用鞋带两端防止线头散开的塑料帽来形容端粒的作用。同时，端粒还有帮助细胞分裂的作用。细胞每次分裂，其染色体的末端都无法被完全复制到两个新的子细胞中，端粒的长度都会变短，即丢失了一部分 DNA。虽然这对染色体并没有损害，但是对于频繁分裂的细胞来说，在每次复制过程中端粒都会缩短一些。端粒酶的作用则是合成新的 DNA，修复缩短了的端粒，从而减缓衰老的进程。

"端粒说"认为，人的生命可以看作一个端粒不断缩短的过程。女性在受孕时，胚胎端粒约含有 1.5 万对碱基对。由于端粒无法跟上胚胎细胞的快速分裂，因此在我们出生时端粒包含的碱基对已经缩减到约 1 万对。从这个时候开始，端粒酶基因就几乎不起作用了。没有这种酶的作用，端粒处于一种持续地损失碱基对的状态中——当我们十几岁的时候，端粒的碱基对通常每年要损失 50 对。如果端粒的碱基对数量下降至不足 5000 对，这意味着我们已经过了生命中的"黄金时代"。我们的细胞开始丧失分裂的能力，它们开始衰老，开始成事不足，败事有余——不仅无法很好地完成本职工作，还会释放出损害临近细胞的化学物质。而且它们开始走向死亡。

20 年前，安德鲁斯第一次听到端粒的介绍时就被震撼到了。当时他听了端粒生物学家卡尔文·哈利（Calvin Harley）的一场演讲，哈利在演讲中将端粒描述为"有丝分裂时钟"，称"不断缩短的端粒就像是滴答的钟摆，随着它的不断缩短，细胞也在不断老化"。安德鲁斯说，他犹如醍醐灌顶，感受到其中环环相扣和无懈可击的缜密。

在实验室环境中，细胞在停止分裂前能分裂 40～60 次，这也就是所谓的海弗利克极限①。安德鲁斯说，人体结构要比培养皿复杂得

① 海弗利克极限（Hayflick Limit）：1961 年，细胞生物学家伦纳德·海弗利克发现保存在实验室的人类胚胎细胞在分裂了一定次数之后走向死亡。这种现象被称为"海弗利克极限"。有限次数的分裂可能对于细胞衰老至关重要，但到目前为止，科学家仍不清楚其背后的机制。包括癌细胞在内的一些细胞能够突破海弗利克极限，无限次分裂。研究显示它们可能通过一种防止端粒变短的酶做到这一点。

多，但要遵守类似的限制。根据已有的知识，人类很难活过 100 岁，即使最长寿的人也没有超过 125 岁，可见这种限制有多么严格。"如果自由

基带来的损害是导致衰老的最主要原因，那么环境的影响就会决定人的生命跨度。因为环境中的光、热是让细胞产生自由基的最主要原因，那不同的人就会因为接触的环境不同而有大不相同的衰老速度。但是当你看到一个人的时候，基本上能把这个人的年龄猜个八九不离十。"他说，"这么小的差异说明，在我们的体内一定有某种类型的生物钟在滴答作响，而不是被自由基完全控制。"

究竟是什么原因导致分子层面的衰老，进而决定了整个生命体的衰老，生物学家们一直争论不休。多数人都认为，端粒的缩短和受损在其中所起的作用根本没有安德鲁斯宣扬的那么大，也不像最早发现端粒作用的哈利说的那样重要。依赖细胞分裂的组织和器官有巨大的储备能力，而且像神经细胞、心肌细胞这样在我们的衰老过程扮演着重要角色的细胞，几乎是不复制的。

但在过去的几年里，端粒在衰老进程中发挥着主要作用，甚至是决定性作用的说法得到越来越多的支持。研究端粒的生物学家指出，心脏健康很大程度上取决于构成血管壁的内皮细胞，而大脑的健康则依赖神经胶质细胞和雪旺细胞——这些细胞能产生保护神经的髓磷脂。实际上几乎所有的细胞类型都需要听命于有丝分裂的指挥棒，就连不复制的神经细胞和心肌细胞也不例外。哈佛大学的研究人员罗恩·德菲奥（Ron DePinho）在《自然》杂志上发表了两篇论文，将关于端粒酶作用的争论导向了新的方向。在第一篇论文中，德菲奥提出了一种巧妙的实验设计：改变一种合成雌激素的供给，就可以控制实验鼠细胞的端粒酶分泌。

实验中，被终止分泌端粒酶的实验鼠表现出了与80～90岁的老人相似的衰老迹象：皮肤松弛、胃肠蠕动缓慢、大脑萎缩。端粒酶分泌被恢复之后，这些实验鼠在一个月内又焕发了青春活力。"我们对这些衰老程

细胞的一生

衰老开始于人体的一个基本组成部分，那就是我们的细胞。经过研究，科学家发现了一系列影响细胞衰老的机制。

端粒变短

每个染色体的末端都有一个起到防护作用的 DNA 片段，被称为端粒。随着细胞走向衰老，端粒越变越短。一旦达到临界长度，细胞便停止分裂。

"僵尸"细胞

进入衰老阶段后，一些细胞虽然停止分裂，但抗拒死亡，同时产生损伤健康组织的炎症因子。

垃圾堆积

通常情况下，细胞有自噬作用，消灭受损蛋白和其他物质碎片，但这一过程最终会失效，垃圾越堆越多。

失败的"刺客"

为了剔除受损 DNA，细胞会启动一个"刺客杀手"，也就是所谓的"程序性死亡"。不过，一些衰老细胞并没有真正死亡。这可能是引发癌症的一个诱因。

工厂停机

许多器官内部存在帮助再生和修复受损组织的工厂——成体干细胞。但随着年龄的增长，工厂里的员工会减少或者干脆罢工。

脆弱的基因

DNA 始终面临着受损风险，其中既有细胞内的故障，也有来自外部的影响因素。随着时间的推移，基因毁坏程度不断积累，直至细胞无法修复。

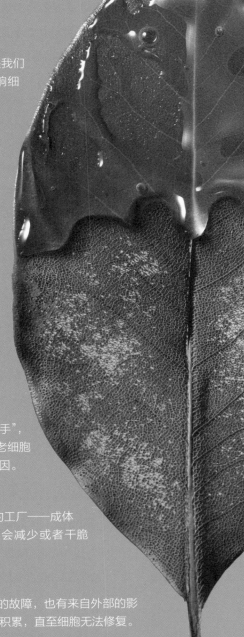

度与我们的祖母差不多的小动物进行了处理，"德菲奥说，"之后它们全都返老还童了。"他承认，他原本只希望能停止或减缓衰老的速度，没想到却证实了能让活体动物恢复青春。

德菲奥在发表的第二篇论文中尝试开发一套关于衰老的统一理论，他称之为"死亡螺旋"（The Death Spiral）。"死亡螺旋能让一个80岁左右、精神状态不错的人在没有任何已知疾病的情况下，衰老成90甚至100岁的模样。"他的实验表明，影响衰老进程的主要因素——自由基损伤、线粒体功能紊乱，以及端粒的缩短甚至损伤——是环环相扣的。在导致衰老的因素中，端粒会首先发生作用，它是第一张多米诺骨牌。假如端粒得到保护，那么整个人体的衰老进程可能被逆转，至少能被暂时中止。

德菲奥称，他希望能进行更多的动物试验，这些试验的成功将促进实现人体临床试验。这些试验可能会经历几年甚至是几十年的过程，最终将会促成一种能经过美国食品药品监督管理局审批的药物诞生。不过，对于目前端粒酶激活药物的大爆炸式发展，德菲奥感到非常不满。他说，"就算端粒酶激活药物确实有效，也应该先了解它起作用的明确机理和过程，才能让'药物'投放市场。谁能保证端粒酶没有副作用？"伊丽莎白·布莱克本也持有类似的观点："一种具有神奇魔力、能让人返老还童的药物在人类历史中类似的说法至少出现过100万次了。"

大海捞针式的艰难开发

赛拉科学公司位于靠近里诺市中心的一栋暗褐色的小楼里。从外面看，这栋楼跟一般的办公楼没有什么区别，但是进入里面就会对安德鲁斯的经历和他所进行的工作有所了解了。在其中一个会议室的墙壁上展示了一些专利证书，还有一块白板上粘着一张"战胜衰老"的贴纸——

一套关于衰老的统一理论

2011年2月，哈佛大学一位名叫罗恩·德菲奥的研究人员将端粒、线粒体和自由基统一到了一个分子层面的衰老循环中。他将这个循环称为"死亡螺旋"。

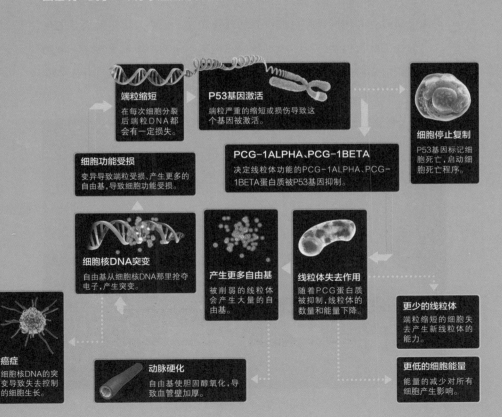

端粒缩短
在每次细胞分裂后端粒DNA都会有一定损失。

P53基因激活
端粒严重的缩短或损伤导致这个基因被激活。

细胞停止复制
P53基因标记细胞死亡，启动细胞死亡程序。

细胞功能受损
变异导致端粒受损、产生更多的自由基，导致细胞功能受损。

PCG-1ALPHA、PCG-1BETA
决定线粒体功能的PCG-1ALPHA、PCG-1BETA蛋白质被P53基因抑制。

细胞核DNA突变
自由基从细胞核DNA那里抢夺电子，产生突变。

产生更多自由基
被削弱的线粒体会产生大量的自由基。

线粒体失去作用
随着PCG蛋白质被抑制，线粒体的数量和能量下降。

更少的线粒体
端粒缩短的细胞失去产生新线粒体的能力。

癌症
细胞核DNA的突变导致失去控制的细胞生长。

动脉硬化
自由基使胆固醇氧化，导致血管壁加厚。

更低的细胞能量
能量的减少对所有细胞产生影响。

这是他父亲拉尔夫·安德鲁斯送给他的。他父亲曾是 20 世纪 60 年代风靡美国的电视节目《真的吗！》（*You Don't Say！*）的制作人，现在已经 80 多岁且精神矍铄的他拒绝接受衰老，尽管安德鲁斯没能完全表达他父亲执念的原因。事实上早在安德鲁斯十几岁的时候，他父亲就希望他将来能解决这个问题。"我父亲曾让我做过很多事，但这一件深深打动了我。"他说，"我从不认为衰老是必然的，只是到现在还没有人能找到避免衰老的方法。"

20 世纪 90 年代末，杰龙公司开始将大量资源转移到干细胞疗法上，安德鲁斯感受到他们已经对端粒激活药物失去了信心。于是他离开老东家，创立了赛拉科学公司。1999 年，在内华达州的沙漠里聚集了一群和他一样相信端粒酶作用的研究人员，他们希望研发出一种能打开人体端

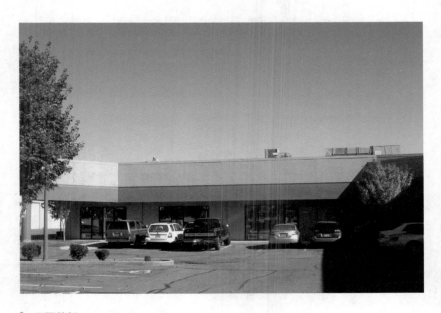

公司总部
在赛拉科学公司，一个 8 人小组正在研究端粒酶的分子机制。

粒酶分泌开关的小分子药物。在这之后，赛拉科学公司先后经历了资金源源不断和资金匮乏两个天壤之别的阶段。

在第一阶段，有两个投资人毫不犹豫地打开钱包，为赛拉科学公司所有尝试解开端粒酶密码的努力埋单。这不仅仅是由于像赛拉科学公司这样开发实用产品的新兴公司容易吸引风险投资家。更重要的因素在于，一些年事已高的亿万富翁乐于将资金投入到像赛拉科学公司这样开发长寿药物的公司，甘心承受损失金钱的风险，期待自己的投入有一天真的能给自己带来长寿的回报。

这个阶段，安德鲁斯和他的小组采用了一种精细的重组 DNA 实验方法。客观地说，这种方法更适用于学术实验室，而不是一个需要尽早获得市场化成果的新兴公司。他们不厌其烦地微调构成端粒酶基因的数千个 DNA 碱基对，希望其中一种微小改动，能让端粒酶基因躲过阻遏物（repressor）分子的天然抑制，从而一直保持开启的状态。一旦找到这个"罪魁祸首"，他们就能开发出抵消其作用的药物，将释放端粒酶的开关重新开启。

到了 2006 年，在经过 7 年的努力和一次残酷的空欢喜（他们找到了一个"阻遏物"，但并不是真正要找的那个）后，安德鲁斯最终改变了策略。如果说用重组 DNA 方法开发端粒酶激活药物是大海捞针——在大海中一个水分子一个水分子地过滤，那么新方法则要暴力得多，就像是用细密的网直接打捞。赛拉科学公司购买了数十万种化合物，逐个测试它们是否具有能激活培养皿中的人体细胞的端粒酶分泌能力。

安德鲁斯选择的人体细胞是成纤维细胞，这种细胞在人体皮肤和结缔组织中存在，相对廉价而且易于培养。但在实验环境下，这些细胞所含有的端粒酶也较少。当安德鲁斯刚刚启动这家公司的时候，他受到公司一些知名科学顾问的质疑，这些人对他试图打开端粒酶分泌开关的计划持否定态度。"他们甚至公开嘲笑我的计划。"他说。而如今，几位他请来的科学顾问则质疑他使用成纤维细胞进行实验的想法。可是安德鲁斯没有动摇。"安德鲁斯是我遇到的人里面最固执的一个。"曾在杰龙公司和赛拉科学公司任科学顾问的布赖恩特·威尔珀因特（Bryant Villepointeau）说，"一旦他认定了一件事，就容易一意孤行。"

安德鲁斯这样选择有他自己的理由——在实验室里成纤维细胞表现得很稳定，不会像干细胞那样再变化成另一种细胞，犹如移动的靶子。在一年半的时间里，他逐个测试这些化合物激活端粒酶分泌的能力，终于取得了突破。在第 57684 次实验中，他的小组终于发现了一种成功激活端粒酶的物质。虽然这种代号 C0057684 的化合物毒性过强难以被制成药物，但是它让赛拉科学公司首次明确了成纤维细胞是可以被激活的。

偏偏在这个时候，2008 年的金融危机折断了为赛拉科学公司提供资金的那两位"天使"的翅膀，这彻底改变了安德鲁斯的工作状态。他不能再夜以继日地泡在实验室里了，而是要变身成端粒酶的布道者，满世界地宣传自己的理论，寻找投资者。"比尔去哪了？"这句话已经成为公司员工聊天中出现最频繁的一句。他的求救呼声在生命延长主题的朋友圈里反复回荡。很快，底线变成了赛拉科学公司需要尽快获得每个月 20 万美元的研究经费。

最糟糕的是，安德鲁斯不得不每天离开实验室，转而进入办公室工作，为将公司从财务泥潭中拔出来，他用手机和电子邮件四处寻求援助。这份新任务所需要的长时间工作，让不得不勤俭节约的他过上了苦行僧般的生活，这与他到各处演讲所展现出来的热情洋溢显得格格不入。早

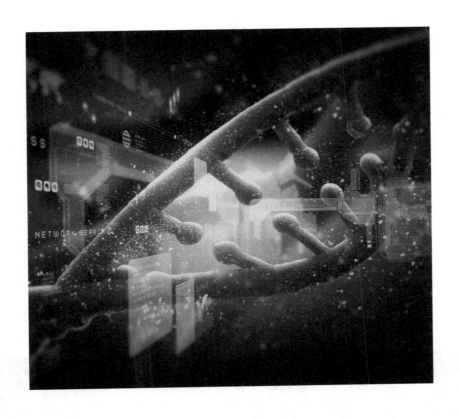

餐他就喝一杯蛋白质混合饮料，每两个星期去一次大超市，买一大堆速冻食品，晚饭就加热一份。一个半人高的柜子上铺一块垫子就是床了，为了省下往返于40千米外的家的时间，他很多个夜晚都睡在这张"床"上。他说："这地方太窄了，我的腿会从上面垂下来，但这并不是什么大问题，只要把腿蜷起来就好了。"尽管安德鲁斯做了如此的奉献，但他本质上仍是一名基因"猎人"。结果就是，安德鲁斯不得不去迎合保健品产业，此时他的身份更像是坚信保健品的草药爱好者，或者是想利用伪科学浪潮赚大钱的商人。自诩为功能食品研究科学家、药物搜寻猎人的约翰·安德森（John W. Anderson）为安德鲁斯在亚利桑那州准备了一个五人实验室。对安德鲁斯来说，那些对大量化学材料进行试验的日子一去不复返，取而代之的是要不断对来自中国和印度的传统草药的成分进行分析，并且每周要交付分析报告。

令安德鲁斯惊讶的（实际上也令他感到欣慰）是，他从草药的提取物中发现了三种成分对于激活端粒酶有积极作用，而这些原材料竟然在保健品商店里就能买到。那些长期使用草药的人在无意中获得了端粒酶分泌被激活的益处？安德鲁斯却不这样认为。他说，只是他实验室里所采用的非化学提取和浓缩方法，才加强了这些提取物所表现出来的治疗效果。而负责赛拉科学公司管理的副总裁乔恩·康奈尔（Jon Cornell）则说："如果植物的叶子和根茎具有安德鲁斯和他的小组苦苦寻找的端粒酶分泌激活效果的话，长生不老的人早就在现实世界中出现了。"

| 延伸阅读 |

长生不老简史

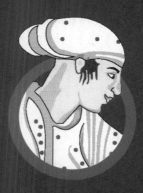

古代 ●••

在希腊神话中，黎明女神厄俄斯请求众神之神宙斯赋予她在特洛伊的恋人提托诺斯以永生。但是由于厄俄斯忘记了提出让提托诺斯永葆青春，导致提托诺斯最终陷入永不停止的衰老过程中。厄俄斯只能无奈地看着提托诺斯不断老去伴随着力量与知识的失去，厄俄斯无可奈何，只好把他关在一个房子里，而提托诺斯自己乞求死亡。

安德鲁斯公司每间实验室里的实验设备要远远多于操作人员——2008 年之后，他将雇佣的科学家数量从 34 人裁减到 8 人。公司的核心是一个拥挤的房间，几位细胞生物学家对着装满了人体成纤维细胞的塑料长颈瓶忙碌着。之后这些细胞会被分装到小塑料瓶中，并被标好记号放入液氮中冷冻。一旦瓶子上的数字被他们叫到，瓶子随后就会被解冻并在安德森的某种原材料提取物中浸泡 24 小时。之后它们会被快速送到大厦的另一端，那里负责生产线的科学家将继续分析这些细胞，他们使用变异分析仪以观察细胞在分子层面上发生了什么变化。

端粒酶由两种结构组成：一种是 RNA，它负责为第二种结构提供模板；第二种结构是具有催化作用的蛋白质，它们负责合成端粒中的 DNA。变异分析仪能够通过扫描分析 RNA 的活跃程度来判断端粒酶的表达作用，判断可能对激活端粒酶有作用的那些化合物被记录下来，再经过相对缓

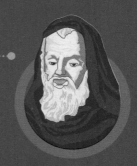

13世纪

英国哲学家罗杰·培根（Roger Bacon）说，衰老是生命精神的逐渐损失。他建议想延年益寿的老人多与年轻人交往，吸收他们散发的"灵气"。

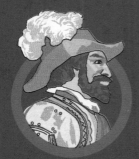

1513年

传说波多黎各的首任统治者胡安·庞塞·德莱昂（Juan Ponce de León）是在寻找不老泉的时候发现了今天的美国佛罗里达地区。当时 55 岁的德莱昂娶了一名非常年轻的女子，因此他四处寻找一种让他变得更年轻的亚热带草药。尽管这个传说没有相关文献的证实，在传记作者和历史学家之间却广为流传。

慢的人工分析，寻找对蛋白质真正起作用的确凿证据。"这就像是挑选樱桃，"安德鲁斯说，"这台机器只选择最红的那些。"

这个比喻听起来是如此可爱，以致我们很难接受在"标准对照"实验室里用来评估化合物刺激端粒酶活性效果的标杆是癌细胞，尤其是第一种获得了永生的细胞系——海拉细胞系[1]。当年安德鲁斯还在研究"理论上能够减缓衰老的"强效合成化合物的时候，他的团队曾经发现一种

[1] 海拉细胞系（HeLa），是一种人工培养、具有无限增殖能力的细胞类型。它们源自一位美国黑人妇女海瑞塔·拉克斯（Henrietta Lacks）的宫颈癌细胞，"HeLa"即由她姓名两个单词中各取前两字母合并而成；同时"Hela"也是北欧神话中死神的名字。在医学界，海拉细胞被广泛应用于肿瘤研究、生物实验或者细胞培养，已经成为医学研究中非常重要的工具。

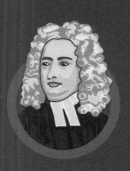

1726年

乔纳森·斯威夫特（Jonathan Swift）出版了《格列佛游记》，里面描述了一个名叫"斯特鲁布鲁格"（Struldbrug）的永生部落。部落中每个人的前额都有红点，可以永远不死。最初，格列佛对于自己的发现感到十分欣喜，但是他很快发现永生并不是那么美好的事：部落中的人处于永恒的衰老中，他们的牙齿逐渐脱落，由于无法跟上语言的变化，他们逐渐丧失了与同伴交流的能力。

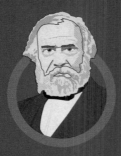

1889年

法国医生布朗-塞卡（Charles-Édouard Brown-Séquard）宣布，狗和豚鼠的雄性激素能让人返老还童。之后他展开了一系列疯狂的试验，为人注射这些雄性激素，甚至进行器官移植。但是不仅接受注射的人没能返老还童，他自己也在5年后去世了。

化合物，让海拉细胞中的端粒酶浓度上升到"保持永生"所需量的 16%。
他说："但我们真正希望获得的是浓度达到理论值，甚至是更高的端粒酶。"

不老的使命

端粒酶，就像是影片《化身博士》(*Dr. Jekyll and Mr. Hyde*) 里面的主
人公一样，游走在善与恶之间。尽管它本身不会引起细胞癌变，但是能
促进不受控制的癌细胞生长。生物学家卡尔文·哈利说："激活这种酶是
有风险的。尽管可能性不是很大，但是它确实可能让处于癌前状态的细
胞大量分裂，形成恶性肿瘤。"不过哈利和安德鲁斯都认为，与潜在的
回报相比，付出患癌症风险略微增加的代价是值得的。此外，端粒酶也
可以控制住细胞内可能致癌的染色体断裂—再融合事件，同时还能促使

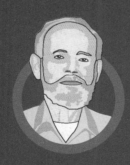

1964年

物理教师罗伯特·埃廷格 (Robert Ettinger) 出版了《永
生的期盼》(*The Prospect of Immortality*) 一书，首次
引入了"人体冷冻"的概念，提出将患上绝症的人冷冻起来，
等待能治愈这种疾病的先进技术被开发出来。1972 年进
行人体冷冻的阿尔科公司 (Alcor) 在美国亚利桑那州成立，
该公司于 1976 年进行了首例"人体冷冻"。接受冷冻的人
可以选择只冷冻大脑或全身冷冻。

1996年

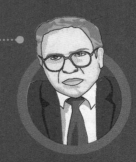

威廉·里格尔森 (William Regelson) 出版了《褪黑素的
神话》(*The Melatonin Miracle*) 一书。书中的理论登上
了美国《新闻周刊》的封面，并在世界范围内掀起了一股
服用能"返老还童、治愈疾病"的褪黑素的浪潮。但在后来，
支撑书中理论的那些研究渐渐失去了学术界的信任。

与癌症斗争的免疫系统细胞的增殖。2010 年 7 月 7 日，发表在《美国医学会杂志》（*The Journal of the American Medical Association*）上的一篇文章阐述了端粒变短与癌症之间的关系：端粒变短的人患上癌症的概率是正常人的 3 倍，死于癌症的风险更是高达正常人的 11 倍。

安德鲁斯总在向癌症患者介绍端粒酶激活作用的这些潜在益处。"我总是很谨慎地声明，自己不是医生，给出的建议仅供参考。"他说，"但我会强调，如果换了是自己得了癌症，肯定会尽可能多地使用所有激活端粒酶的方法。"

不幸的是，他后来真患上了癌症，他践行了他之前所说的话。2002年，纽约企业家诺埃尔·托马斯·巴顿（Noel Thomas Patton）取得了杰龙

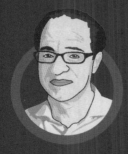

2005年

未来学家兼发明家雷·库兹韦尔（Ray Kurzweil）出版了畅销书《奇点迫近》（*The Singularity Is Near*）。在这本书中他设想在不远的未来，人脑中的内容将被上传到电脑中，尽管身体不再存在，人们却实现了"功能上的永生"。

2008年

英国制药巨头葛兰素史克出资 7.2 亿美元收购了瑟提斯公司（Sirtis）。瑟提斯公司在红葡萄皮中发现了名为白藜芦醇的化合物，这种化合物在实验室中将小鼠的寿命明显延长。瑟提斯公司的创始人之一戴维·辛克莱称在实验室中设计出了有同样药效的化学类似物，但是在那之后，两个大型实验室都没能再现这一实验结果。葛兰素史克公司也宣布终止了对白藜芦醇的研究。

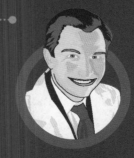

公司在草药"黄芪"里找到的一种具有端粒酶激活作用的化合物的使用权。2008 年，巴顿的端粒酶活化科学公司（Telomerase Activation Sciences）将名为 TA-65 的"保健品"提供给 100 名客户，每名客户每年需要支付 2.5 万美元，而这些客户中就有一个我们所熟悉的名字——比尔·安德鲁斯。

后来，端粒酶活化科学公司提高了这种产品的产量，同时将价格大幅降低。尽管迄今为止这种产品的作用依然只是个传说——让人精力充沛、头脑清醒，甚至还能增强视力。安德鲁斯说，他在服用了 TA-65 之后，跑步的速度更快了。卡尔文·哈利参与的一项杰龙公司研究报告声称：经检测发现这 100 名客户的免疫系统都得到了增强。[①]但这个结果在安德鲁斯看来还不够，他希望获得更明显的效果。

他描述自己在 2008 年第一次服下 TA-65 的情形时，就像一个在经历一场永无止境的抗衰老历险的哈迪男孩[②]："我记得，当时我跟诺埃尔一起吃晚餐，我们一边吃，一边幻想两个星期之后我们是不是能变得比现在年轻。然后我们两个每天都通电话，结果却发现我们两个根本没有变年轻。"安德鲁斯希望自己的热情能让自己摆脱目前的困境，尤其是在吸引投资者的时候，这让他在学术界中显得有些另类。很多学者认为他的标准过于极端。"我们之所以衰老是因为端粒变短"这个说法过于简单和绝对化。甚至连安德鲁斯自己也曾怀疑，赛拉科学公司"要么治愈衰老，要么死在治愈衰老的路上"[③]的座右铭让他在这个圈子里失去了很多朋友。"有些人喜欢这句话，还有人对此根本不以为然，"他说，"所以我也有点不知所措。"

杰龙公司的前化学主管、现任赛拉科学公司科学顾问的

① 2012 年 TA-65 产品被控商业欺诈。
② 哈迪男孩（Hardy Boys），是美国同名儿童小说的主人公，他的冒险故事代表着美国男孩的梦想。
③ Cure Aging or Die Trying。

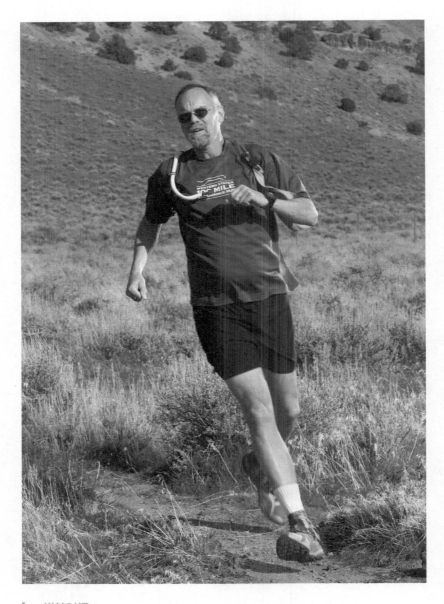

逆转时间

安德鲁斯参加过百余次距离在 80 千米以上的马拉松比赛。
最远的一次他跑了 216 千米。

费德里科·盖塔（Federico Gaeta）认为，执着于追求长生不老影响了安德鲁斯在学术圈的名声。"这是毫无疑问的。他为他的科学观点付出了代价。"他说，"这个代价有多大我不好说，但我相信最终他能证明自己是正确的。"盖塔还说，目前安德鲁斯必须有能拿得出手的产品。那个有人拿着支票任他使用的理想时代已经过去，要赚更多能够维持生产的钱非常不容易，而且压力巨大。"但他不会止步的，"盖塔说，"我了解他，没有什么能让他停止前进的脚步。"

夜幕降临，赛拉科学公司的其他工作人员都已离开，看来安德鲁斯又得在他的临时床铺上度过一个漫长的夜晚了。最后一名离开的员工是IT部门的兰迪·李（Randy Lee），他是安德鲁斯在南加利福尼亚预备学校时的老友。李在安德鲁斯身边转悠了半天，才告诉了他一个不好的消息。实验室的电脑系统崩溃了，他们损失了一些宝贵的数据，而李不得不重新配置了那个有缺陷的电脑系统。安德鲁斯听到这个消息之后，肩上的重担仿佛又增加了不少。但安德鲁斯很快就恢复了过来，他安慰李说："我曾跟大家说过，我们不能因为担心失去什么而止步不前。别再想这件事了，回家好好睡一觉。不要让这件事影响你。"

有人问安德鲁斯，假如给他一张 1000 万美元的支票，他能否摆脱财务危机，重返实验室进行研究工作，找到真正激活端粒酶的化学物质。"不够，"他说，"但是这些钱能增加找到更有效化学物质的机会。要找到这种物质并做成药物，我们还需要 3000 万美元。"但就算只有 1000 万美元，安德鲁斯也为这些预算做好了计划。

还有人问他，赛拉科学公司最坏的结局是什么？"最坏的结局是，"安德鲁斯说，"我们开发出了一种端粒酶激活药物，但是每个服用了这种药物的人马上就死了。"但他似乎理解错了意思，别人想知道的是公司资金问题。安德鲁斯再次用因疲劳而略带沙哑的声音回答了这个问题："公司将会倒闭，我需要去找一份工作。但是我现在正努力寻找投资，避免这一切的发生。除了这个工作，无论做什么我都不会开心的。只要我不死，这个努力就不会停止。" ✷

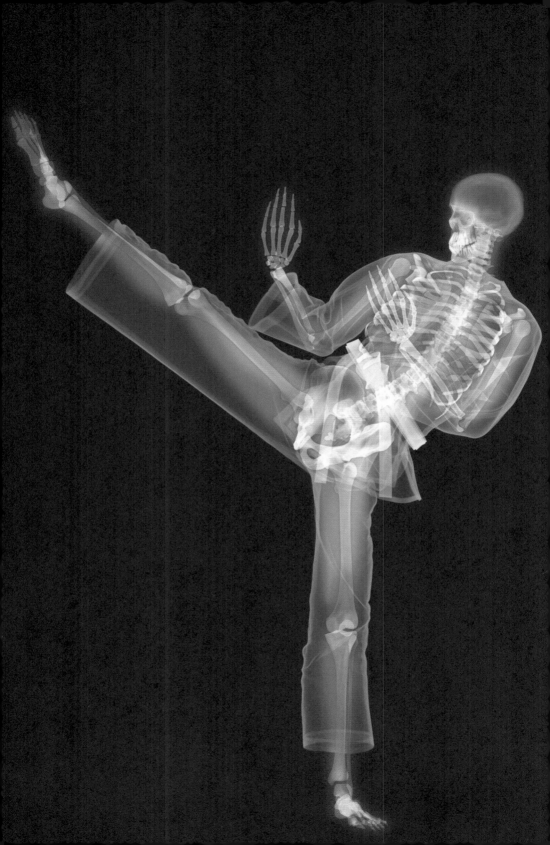

向动物学长寿

我们如何走向衰老？

生命是一个不断成熟的过程，同时也是一个毁灭的过程。随着时间的推移，人体内的环境不断恶化，各项身体机能也在走下坡路。从进化的角度说，自然选择会奖励那些经受住苦难考验的个体。那么，我们人类为何不能永生？又为何会走向衰老？

为了揭示人类为何会走向衰老以及如何衰老，科学家进行了无数尝试和努力。1990年，生物学家乔尔斯·梅德维杰夫（Zhores Medvedev）总结了超过 300 种可能的假设。美国亚拉巴马大学伯明翰分校生物学家史蒂文·奥斯塔德（Steven Austad）表示，现在有一种解释占据了主流："繁殖是最为重要的因素。让我们可以完美地进行自我修复并不是大自然的首要任务。在大自然眼中，最重要的是尽可能延长我们的繁育期，而后任我们的身体走向恶化。"

奥斯塔德认为，人类和其他哺乳动物的衰老速度，可能取决于外界因素导致动物死亡前，它有多少时间进行繁育。大体上，动物的体型越小，生存环境越恶劣，寿命也越短。以田鼠为例，田鼠必须在被鹰猎捕前繁育下一代，因此它们的器官和免疫系统无须坚持 50 年之久。相比之下，大象面临的威胁较少，它们的寿命可达 70 ～ 80 年。

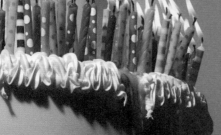

在蛋糕上多插几根蜡烛

65岁老人的预期死亡年龄

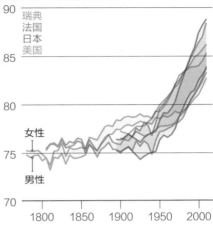

瑞典
法国
日本
美国

女性

男性

女性比男性平均长寿年数

从 1900 年至今，美国人的平均预期寿命从 47 岁提高到 79 岁，这在很大程度上归功于婴儿死亡率的降低。一个世纪前，美国每出生 10 名婴儿就有 1 人在 1 岁前夭折，而当前的婴儿死亡率降至 1/170。在之后的岁月变迁中，预期寿命一直稳步提高。这幅图表展示了 65 岁老人的预期死亡年龄。图表中，所有 4 个国家的预期寿命都增加了 10 岁左右。女性的预期寿命高于男性，加利福尼亚大学欧文分校的人口统计学家安德鲁·诺莫尔（Andrew Noymer）将这种趋势归因于男性更高的吸烟率和饮酒率。过去几十年中，男女的差异逐渐减小，这意味着人类整体寿命的提高。

动物们的经验

人类的平均寿命相差不多，而动物的平均寿命则有很大差距。此外，不同动物的衰老机制也存在差异。哈佛医学院遗传学家瓦迪姆·格拉季舍夫（Vadim Gladyshev）表示："通往长寿的路有很多。"科学家探索大自然中动物的长寿秘诀有助于找到延长人类寿命的新策略。

布氏鼠耳蝠
尽管体重仅仅相当于一枚硬币的重量，布氏鼠耳蝠在野外环境中的寿命却可达到 41 岁。2013 年，格拉季舍夫和同事发现了影响布氏鼠耳蝠对生长激素做出响应的基因变异。

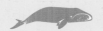

北极露脊鲸
露脊鲸的寿命可超过 200 岁，是地球上已知最长寿的哺乳动物。2015 年，一组科学家发现它们有与衰老、癌症预防、细胞周期调节和 DNA 修复有关的基因变异。

裸鼹鼠
裸鼹鼠不仅无毛，身上还长满皱纹。虽然样子很丑，但它们的寿命可以达到 30 岁，是其他很多啮齿类动物的数倍。2014 年，利物浦大学领导的一项研究发现了裸鼹鼠体内与抗癌能力有关的基因变化。

北极蛤
2006 年，研究人员发现一只据信已 507 岁的圆蛤。奥斯塔德表示："蛤蜊也能有如此惊人的寿命，这真是一项非常引人注目的发现。"现在，他的实验室正在研究北极蛤如此强悍的秘密。

水螅
淡水水螅在理想的生存环境下似乎可以永生。这种动物拥有近乎无止境的干细胞供应。德国科学家将干细胞的生成与一种长寿基因联系在一起。在人体内，科学家也发现了这种基因。

通常情况下，乌龟的寿命可超过 100 岁，甚至更长。2006 年，印度加尔各答动物园的一头巨型陆龟去世，死亡年龄据信达到 255 岁。

$\longrightarrow$

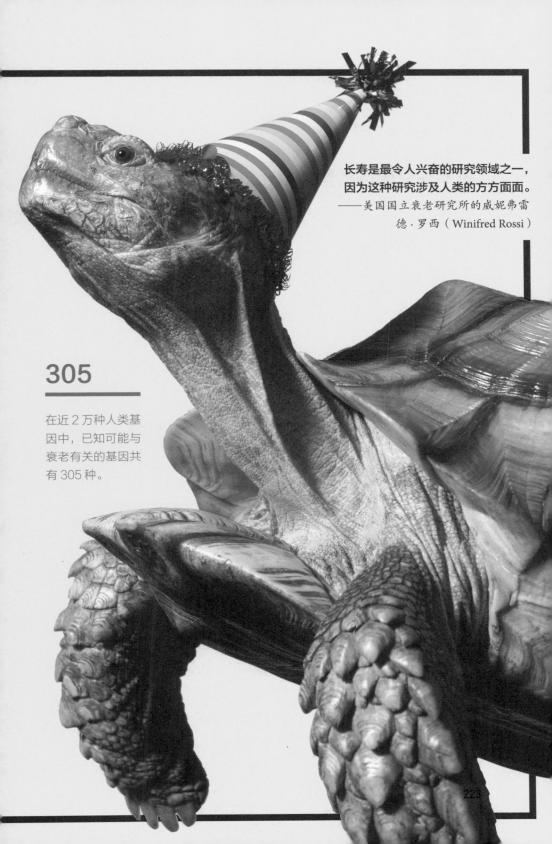

长寿是最令人兴奋的研究领域之一，因为这种研究涉及人类的方方面面。
——美国国立衰老研究所的威妮弗雷德·罗西（Winifred Rossi）

305

在近 2 万种人类基因中，已知可能与衰老有关的基因共有 305 种。

生死之间

按下生命时钟的暂停键

在危急的情况下，人体能够自动减缓新陈代谢，直至接近死亡。如果医生能有计划地降低人体新陈代谢水平，那将会发生什么？

五个小时后 "起死回生"

凯莉·德怀尔（Kelly Dwyer）是一名环境教育工作者，住在美国新罕布什尔州胡克西特镇。2011 年 2 月，46 岁的凯莉像往常一样，去家附近的池塘转转。她喜欢在雪地上徒步，喜欢在树林里听鸟儿鸣唱。这天，她系紧了雪地靴的鞋带就出发了。然而，几个小时过去，太阳早已落山，凯莉还没回家。凯莉的丈夫戴维非常担心她的安危，他告诉两个女儿要去寻找她们的妈妈，然后，抓起手电筒和手机就出门了。在漆黑的冬夜里，手电筒发出的光似乎是唯一的希望，戴维一边走向池塘，一边呼喊着妻子的名字，四处寻找妻子的踪迹。突然，他听到一声呻吟。

戴维朝声音传来的方向跑去，同时给家里 14 岁的女儿打电话，告诉她立即报警。接着，手电筒的光照到了凯莉，她掉进了一个冰窟窿里，脖子以下淹没在黑漆漆的冰水里。戴维从后面抓住她，让她的头保持在水面上，以免滑进冰水里。此时，凯莉已失去意识。救护队赶到时，凯莉的体温已经降到 16 摄氏度左右，脉搏也微弱到几乎感觉不到。在被抬上救护车之前，凯莉的心脏停止了跳动。救护员马上对她进行心肺复苏，努力温暖她那冰冷的身体，直至三个小时后被送到曼彻斯特（新罕布什尔州最大的城市）附近的一家医院。但是，所有这些都毫无作用，电击也没能恢复她的心跳。凯莉的身体核心区的温度始终徘徊在 25 摄氏度左右。戴维认为，他已经永远失去她了……

但是，凯莉还未真正死去！医生急忙把她送到附近的大医院——天主教医疗中心。这里的医生给她用上了体外循环设备，这个装置能把血液带出体外，快速给血液升温、过滤和充氧，再迅速把血液输回凯莉身体内，而不影响病人自身的血液循环。最终，凯莉的体温慢慢恢复过来。在经历了五个小时"医学上的死亡"之后，

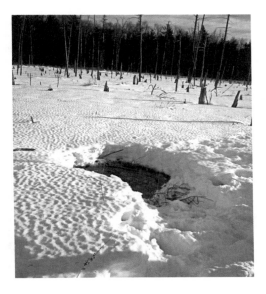

凯莉·德怀尔因雪面上行走时不慎跌进冰窟窿里。

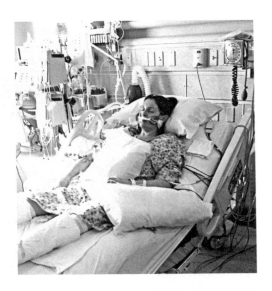

在医学上死亡五个小时之后凯莉·德怀尔被医生们救活过来。

医生关闭了体外循环设备，因为凯莉的心脏恢复跳动了。令人难以置信的是，凯莉两个星期后就出院了，除了手部的神经受了一点损伤，没有其他大问题。参与营救的救生员再见到她时，就跟见了鬼一样，任何了解情况的人看到她可能都会有这种反应。5 年过去了，朋友们仍叫她"奇迹女子"。

让身体"暂停"

把"死人"复活，已经不再是科幻小说里的情节了。一般来说，在心脏停搏后的几分钟之内，脑细胞就开始死亡。这个过程开始之后，就不可逆转。但是，如果一个人在他心脏停搏之前处于体温极低的状态，他的新陈代谢会减慢，此时身体只消耗极少量的氧气，所有生理活动会进入长达七个小时的"暂停"状态，这期间细胞不会形成永久性损伤。

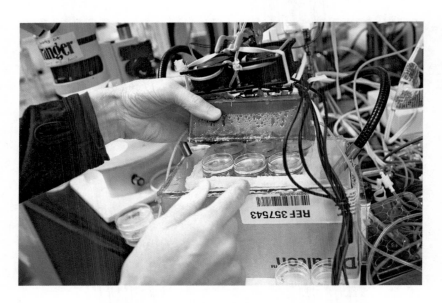

医生通过机器试验用冰冷的盐溶液来替代血液。

感谢医学与科技的进步（比如体外循环设备拯救了凯莉的生命），人们从死亡线上生还的概率越来越高。事实上，正因为这种进步，科学家才有机会证实一个新的大胆假设：是否可以主动利用这种接近死亡的状态，让人"起死回生"？如果技术得以实现，那么每年因外伤死去的近 20 万美国人就有机会改变命运。通过按下生理时钟的"暂停键"，医生将赢得宝贵的时间，而这意味着生死之别。暂停生命，不再只是《星球大战》或《阿凡达》中的情节了。

来自美国各地的科学家和医学专家正在努力寻找暂停生命的方法。他们想通过这种途径，避免患者在外科手术过程中因流血过多而死去，或在心脏病手术治疗过程中，预防因血液缺氧导致的组织损伤。有些专家打算把冰冷的盐溶液注入患者的静脉，以达到降温的目的，另一些人则在研究可以暂停生命的药物。美国国防部也对这类研究斥以重金，他们希望军队能用上这项技术：有 90% 的战斗伤亡是由于战场上失血过多造成的。2010 年，美国国防部启动了一项投入 3400 万美元的研究项目，"生物时钟"（Biochronicity）计划——这项跨学科研究项目旨在搞清楚如何操控人体时钟。

"研究的目标在于解释人体是如何感应时间推移的。"48 岁的现役军医马修·马丁（Matthew Martin）上校解释道。他的研究也接受了生物长期性项目的资助。这项研究会改变战场——通过减缓或暂停受伤士兵的身体时钟，他们可能有更多活下来的机会，甚至最终痊愈。马丁说："这样我们就有更充裕的时间来处理伤口，治疗完成后再把身体调回正常状态。"

罗思的暂停生命计划

马克·罗思（Mark Roth）博士在西雅图的弗雷德·哈钦森癌症研究中心（Fred Hutchinson Cancer Research Center）工作，这里是世界最先进的癌症研究机构之一。他的办公室里堆着成箱的剪报和期刊文献，都是关于"死而复生"的案例：有挪威的滑雪运动员，有加拿大萨斯喀彻温省的幼童，还有两名在阿拉斯加湾沉船的渔夫。他们都曾在极度的寒冷中停止过心跳。

罗思说："我研究这些案例已经 20 年了。"已经 59 岁的罗思简直就是疯狂科学家的标准样板，他的头发直直竖起，他摆动着双手喋喋不休地谈论着代谢作用和元素周期表。他还是一位"麦克阿瑟天才奖"（MacArthur

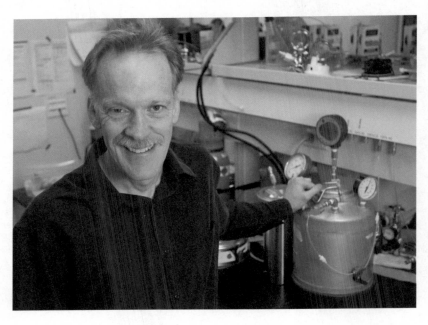

▌马克·罗思正在实验室介绍他发现的各种"生命暂停"气体。

Fellowship）的得主，这位疯狂的科学家在操控鱼和昆虫等小型生物的生物时钟方面的研究，让他赢得了巨额奖金。学术界普遍认为，他是创伤治疗中应用"生命暂停技术"的领军人物。

躬身在显微镜前的罗思，身穿酒红色的 T 恤，脚蹬匡威鞋，看上去不大像个科学家。他走到装着刚出生几小时的小斑马鱼的培养皿前。"它们的身体是透明的，你可以看到它们的心跳，还有血液是怎么流向尾巴的。"他继续说，"这就是生命的核心——心跳和血流。现在，我可以像拨弄手电筒开关一样让它切换状态。我们会用另一种气体替代氧气。"

罗思用一个透明管把氮气导入装着培养皿的透明箱子里。"整个晚上，我们向里面通氮气，现在里面的空气仍然与我们日常吸入的空气是一样的，但过段时间，箱子里就全是氮气了。吸入氮气的小动物会进入'暂停'状态。等到明天早晨，我们会重新把它们置于室内空气中，它们就会又活过来。"

然后，罗思开始了另一个类似实验——这个实验更侧重展示暂停生命的效果，而不是证明可行性。他取出两个培养皿，里面装着处于同一发育阶段的线虫，接着，他把其中一个培养皿放进了充满氮气的箱子，另一个则直接搁在实验平台上。他假设，在氮气环境下的虫子的新陈代谢将逐渐减慢，最终会进入停顿状态；而接触新鲜空气的那些虫子会继续发育长大。由于线虫生长迅速，第二天就能看到实验结果，检验他的理论是否正确。我们可以把那些在氮气里的虫子想象成电影《异形》（Alien）里的那些船员，他们会在睡眠胶囊里进入"超睡眠"状态，从而挨过漫长的星际旅行，不会在中途衰老。罗思的氮气箱子就和睡眠胶囊一样，会让他的"线虫船员"新陈代谢暂停一晚上。

在 2000 年之前，罗思暂停生命的实验还只局限在体型很小的生物上，比如虫子和鱼，直到某天晚上，他看美国公众电视台（PBS）播放的科学纪录片的时候，受到了启发。《新星》（*Nova*）中的这一集，讲述了位于墨西哥的一个特殊洞穴，洞穴里充满了肉眼看不见的硫化氢气体，探险者一进去，就会陷入昏迷状态。

罗思说："如果你吸入太多的硫化氢，就会昏倒，看上去你已经死了。一旦你被带出洞穴，竟然可以毫发无损地又活过来！我想，'噢！我必须得来点儿这个'！"

罗思发现，将小鼠置于装有 80ppm①硫化氢气的密封箱里，小鼠的生理活动便进入暂停状态。随后，往该密封箱通入正常空气，小鼠就又活了过来，而且

① ppm（parts per million）是用溶质质量占全部溶液质量的百万分比来表示的浓度，也称百万分比浓度。

这个过程对它们的神经并未造成伤害——就像那些在墨西哥洞穴里的探险者一样。对于罗思来说，这可是个重大的突破。医学界马上就注意到他这个新发现，并认为他的成果可用于心脏病突发患者和癌症患者的治疗当中。随后不久，罗思获得了"麦克阿瑟天才奖"，奖金 50 万美元。

从那时起，他就一直在折腾那些原本致命的气体，研究哪些物质会对起死回生有帮助。这些气体都被妥善地保管在附近一个实验室里，整个实验室戒备森严，被安保摄像头时刻严密监控着，还配有警报系统。"这些气体杀人不眨眼，"罗思说，"硒化物、一氧化碳、氰化物——都能让你在两分钟内毙命。"

但是，有一天，它们也可能会救你的命。

罗思已经识别出含有四种元素（硫、溴、碘和硒）的化合物能够做到这点，他把它们称为"元素抗氧化剂"（Elemental Reducing Agents，简称 ERA）。正常情况下，人体内有极微量的这类物质，能够减缓身体对氧气的消耗。罗思想要把 ERA 做成注射剂，用于防止所谓的"再灌注损伤"等情况的发生。再灌注损伤是一种可能在紧急处理心脏病发作后发生的

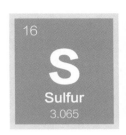
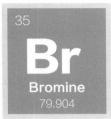
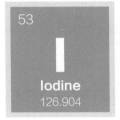
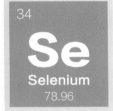

罗思已经找到四类元素的化合物能够减缓人体对氧气的消耗。

组织损伤，缺血的组织细胞恢复血流（再灌注）时，氧气的突然出现会对心肌细胞造成永久性的损伤，从而导致慢性心力衰竭（这是全球范围内主要的致死病因之一）。

目前，罗思通过对猪的实验表明，如果在手术过程中注射 ERA，就有可能保护心肌免遭再灌注的破坏。

"我们已经证明，通过给患者静脉注射碘化钠，可以把正常治疗过程中心脏再灌注损伤的概率降低 75%，我们可以通过降低代谢水平来保护心脏正常功能。"罗思说。他创办了一家名叫法拉第制药（Faraday Pharmaceuticals）的私人公司，希望能尽早开始在人类心脏病患者身上试验他的 ERA。

从罗思的实验室出发，大约步行 5 分钟，就能到达法拉第公司。公司 CEO 斯蒂芬·希尔（Stephen Hill）从前是一名外科医生，他在与罗思会面后，了解了干预人体时钟对于拯救那些垂危患者具有极大的潜力，便于 2015 年 9 月接受了公司 CEO 的职位。初到公司时，崭新的办公室窗明几净，还能闻到新油漆的味道。希尔回忆道："他曾经对我说过一个想法，要是那些理论上'已死之人'当时能及时接受最先进的治疗，他们之中会有多少人可以痊愈呢？"

这是个奇怪的问题，毕竟人是不能够从死亡中"恢复"的（希尔和罗思可都玩不来复活的把戏）。但是这种"可塑性死亡"的想法让他们兴奋不已。希尔说："在某些情况下，身体必须改变利用氧气的方式，从而让已损伤的组织进入暂时的'休眠'，而不是彻底死去。"

希尔和罗思均表示，ERA 终有一天能够被用于各种医疗场景中，包括器官和肢体的移植等。虽然他们的第一个目标是，帮助心脏病患者恢复血液流通，但其他的紧急创伤（比如枪伤），同样也很有希望通过暂停生命技术来处理。实际上，美国东海岸地区已经有不少医疗专家获批可以在人体上进行试验，只不过用的是其他降低新陈代谢的方法。

把暂停技术带到战场上

萨姆·蒂舍曼（Sam Tisherman）博士很不喜欢"暂停生命"这个说法。作为马里兰大学医学院急救与创伤教育中心的主管，他更愿意把这类方法叫作"紧急维生与复苏术"（Emergency Preservation and Resuscitation, 简称 EPR）。

"它可没有什么科幻式的魔力，但从另一个角度来看，你可以说 EPR 是一种新型的心肺复苏（Cardiopulmonary Resuscitation, 简称 CPR）。我们想让患者尽可能地维持生命，把这段时间延长，让患者停止流血后再救活他。"

和罗思的方法不同，蒂舍曼的方法是将病人的体温冷却至极低的状态。从本质上来说，这是主动地将病人诱导至凯莉·德怀尔曾陷入的那种状态。为了实现这点，他用冰冷的盐溶液来替代人体中的血液，很快就将病人的核心温度降至 10～12 摄氏度。这种方法听上去很极端，但是，如果真能起作用的话，它将会成为一根真正的救命稻草。

对于受枪伤等外伤的患者，常规诊疗通常包括插入呼吸管，静脉输液补充失去的体液和血液，此时外科医生必须在病人心脏衰竭之前拼命地修复身体上的损伤。"这是与时间赛跑。"蒂舍曼说，"但我们通常无力回天。在因创伤而心脏停搏的人中，只有 5%～10% 的人能够生还，活下来的概率非常低。"

蒂舍曼认为，将病人的体温诱导至过低的状态进行手术，手术后再给患者恢复血流，逐渐让体温恢复正常，这种方案能够为外科医生延长一小时的手术时间。蒂舍曼的团队经过 20 余年的努力已经在实验动物身上取得了巨大成功，终于在 2014 年获得了美国食品药品监督管理局的首次人体试验许可。第一轮人体试验是在匹兹堡大学医学中心（UPMC）进行的。蒂舍曼不愿透露项目具体进度，大家只知道试验仍然在继续。如果在病人身上的试验结果和在动物身上一样成功的话，那病人生还的概率就有可能翻倍。

"如果我们把现在 5%～10% 的生存率提升至 20%，那会是一个巨大的改变。它将改变游戏规则。"蒂舍曼说。

当然，在配备各类尖端仪器的医院里抢救病人是一回事，在战场上，

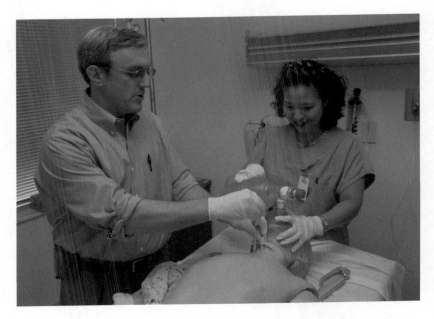

则是另一回事了。连最近的医疗机构都位于几百千米以外，这种情况下抢救伤员，不管对伤者还是医生来说都是极大的挑战。马丁作为现役军医一直被这个问题困扰着，同时也被鞭策着。马丁曾多次奔赴伊拉克和阿富汗前线，他也正在尝试取得和蒂舍曼一样的结果，但他不可能用那些根本带不到战场上去的大型医疗设备。这意味着他必须要用常温的化学药物来减慢人体生物钟。

马丁说："我们提出的问题是，人体对于血液的需求能否被降低？实际上要暂停生命的话，伤者能达到一小段时间血液停止流动，就是我们的目标。"

不在战场上时，马丁在马迪根陆军医疗中心（Madigan Army Medical Center）进行着他的研究。他在猪的身上进行了实验，观察药物对正在经受模拟重大创伤并伴有出血的情况有何生理影响。

"我们的目标在于创造一种'口袋疗法'。"他说，"医师可以用背包带着药剂，随时掏出注射器为受伤严重的士兵注射。接着，士兵会进入生命暂停的状态，从而给士兵前往医疗条件更好的地方争取时间。"

他和同事已经发现一系列被称为"PI3K"的酶类能影响人体新陈代谢，还发现了一种药剂可以调控这些酶的活性（目前这种药剂作为一种有可能治疗癌症的新药被投入到临床试验中）。马丁早期的动物实验数据说明，当流向心脏的血变得不足时，施用这种药剂能够减慢新陈代谢，同时没有其他副作用。

其实，对马丁来说，这种紧迫感不仅仅是出于对科学的追求，还包含了他的个人情结在内。这种药物也许能够挽救马丁任职内第一位死亡的病人（我们在后文中称呼他为列兵 X），那是在 2007 年，当时马丁是巴格达的一家战勤医院里的创伤科主任。列兵 X 与一群被简易爆炸装置炸伤的士兵和平民一起被送到了医院。当时他的腿已经严重受伤了，弹片还穿透了他的腹部，一侧的肺也受到了损伤，肋骨多处骨折，生命垂危。在马丁的团队进行高强度手术后，列兵 X 的状况看上去已经稳定，可以推出手术室了。

但是，医护人员刚把列兵 X 推进 ICU（重症监护室），情况便急转而下。这名士兵身体内血液的含氧量突然急剧下降，他受伤的肺再度出现内出血。很快，列兵 X 的心脏就停止了跳动。那时，马丁的团队已无力回天了。

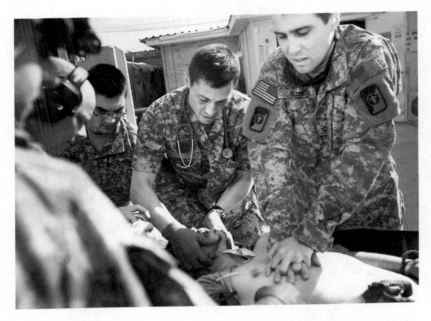

战地医院的医护人员，比如图中身在阿富汗坎大哈的这位，仅有非常有限的时间来抢救创伤病人。

"如果是在美国，那时候他要是被及时送进一所比较好的医院的话，那些高科技设备就能止住他的肺部出血。"马丁说，"但是，那时我们手上并没有这些设备。我还记得，当时我站在病床边那种束手无策的感觉。"

与此同时，马克·罗思的实验室，也希望在某种易于携带又能注射的药物中找到停止时间的钥匙。他们认为，ERA可能会在美国食品药品监督管理局的审批程序中面临重重考验，但一旦通过的话，它将得到非常广泛的应用。

罗思还用一把锤子做比喻："你要是觉得自己找到了那把最终解决问题的锤子，第一步要做的是，你必须试试能不能用它把钉子敲进木头里。"

他继续说，"如果你创造出的东西真的实用且有价值，随后其他人就会聚拢过来，创造出各种各样的东西。接着，我们便能进入梦中乐园了。"

他的线虫足足睡了一天之后，罗思返回实验室，检查它们的生长状况。正如他预期的那样，那些在氮气室里度过一晚的小虫子并没有长大，再把它们暴露于新鲜空气中时，它们很容易就活了过来。同时，那些敞放在桌子上过夜的线虫明显长大了。之后不久，它们就会有自己的后代了。

在休眠的线虫和拯救创伤病人之间，还有相当远的距离。但是，罗思在显微镜中见证了这些小虫子的"复活"，我们便不难感受到狂热的激情，正是这些激情驱使着他。对于这些虫子而言，时间静止了，但对于观察者，我们看到了未来的掠影。🦠

冷冻容易复活难

2016 年 11 月，一位不幸死于癌症的少女选择了人体冷冻。虽然目前自愿遗体冷冻的人数量极少，但这个数量正在日益增长。这些人希望科学进步能使他们在某一天重新苏醒过来，并治愈杀死他们的疾病。但是这一天到来的可能性有多大呢？

大自然向我们证明，冷冻保存动物（如爬行动物、两栖动物、蠕虫和昆虫等）是有可能的。将被训练识别特定气味的线虫冷冻，再解冻之后它仍能保持对气味的记忆。树蛙（林蛙）在冬季冻成一块冰，但来年春天仍能跳跃。然而，人体组织中的冻融过程会导致重大损伤。了解并最大限度地减少这种损伤是"低温生物学"的目标之一。

在细胞层面，我们对这些损伤仍然知之甚少，只能稍加控制。低温生物学的每一个创新都依赖于两个方面：改善生物体冷冻期间保存状况，促进其解冻后的恢复。在冷冻期间，通过仔细调节温度，依靠各种类型的"冷冻保护剂"可以避免生物体损伤。这些方法的一个主要目标是抑制冰的形成，因为冰的形成过程会造成细胞和组织的移位和破损。因此，我们的目标是让人体细胞平滑过渡到"玻璃化阶段"（Vitrification）。

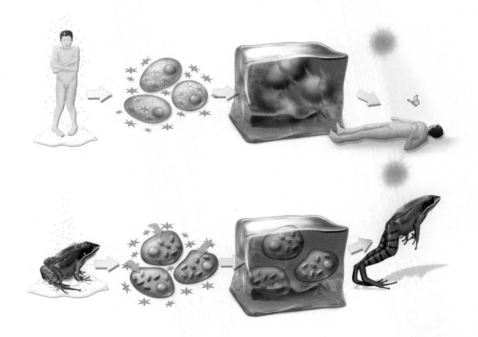

为此，科学家尝试利用糖和淀粉之类的简单物质改变血液黏度，并保护细胞膜。另外，二甲基亚砜、乙二醇、甘油和丙二醇之类的化学品则被用来防止细胞内冰的形成。在解冻期间，抗冻蛋白也可抑制冰晶体生长和再结晶。

但我们要担心的不只是单个细胞。从生物学上讲，在冷冻状态下的组织通常是稳定的。包括物质变性在内的生化反应在超低温环境下会减慢速度，直至近乎停止。而且，冷冻后的组织由于柔韧性降低，遭受物理性破坏的风险也上升了。在解冻时，温度的波动会引起一系列问题。这种状态下，组织和细胞可能被损坏。甚至会产生表观遗传学上的变化（非基因序列的改变的情况下，基因表达水平发生了变化，而这种影响往往是环境和生活方式共同作用下导致的）。好在抗氧化剂和其他物质可以帮助解冻后的恢复，防止损害。

复活整个身体也是个挑战，器官需要同步开始运行。血液在器官和组织中恢复流动的难度在急诊医学中已是众所周知。令人鼓舞的是，冷却并非只有负面影响——实际上它可以减轻创伤。重新苏醒过来的溺水者似乎就受到了冷水的保护，这项发现促使科学家开始了对低温环境中进行手术的长期研究。

近年来，辅助生殖领域的市场需求和再生医学领域的崛起，推动了细胞保存技术的诸多进步，对冷冻保存细胞乃至简单组织（卵子、精子、骨髓、干细胞、角膜、皮肤）的解冻和移植，如今已经成为常规医疗手段。

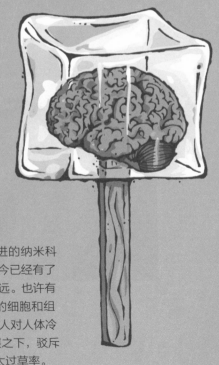

其他"简单"身体部位（如手指和腿）的冷冻保存工作也已开始。一些复杂器官（肾、肝、肠）已经冷冻保存，解冻，然后成功地重新移植到动物身体中。虽然目前人体器官的移植仍依赖于冷藏而不是冷冻的器官，但是出于治疗目的，冷冻保存整个器官的研究需进一步加强。

有人认为，有效的修复必然依赖于高度先进的纳米科技，这个曾经被描绘在科幻世界里的东西如今已经有了很大的发展，但距离复活冷冻生物体还很遥远。也许有一天，人工分子机器可以快速地修复我们的细胞和组织所受的各种损伤，使重生成为可能。很多人对人体冷冻嗤之以鼻，但在今天纳米技术的蓬勃发展之下，驳斥"人体冷冻法"背后的宏伟科学目标，似乎太过草率。

人体冬眠简史

很久以来，医生和科幻作家都在思考着通过人体冷冻技术拯救人类的办法。现在，EPR（俗称"人体冬眠"）已经进入第一次临床试验阶段。"遭受枪伤或利刃刺伤的病人往往抬到医院时就已经太晚了。"负责临床试验的创伤科医生萨姆·蒂舍曼说。EPR技术通过将低温的盐水泵入患者的循环系统，可将患者的体温降低至 10 摄氏度。体内细胞活性降低后，医生们可赢得多达两个小时的宝贵时间实施紧急抢救。

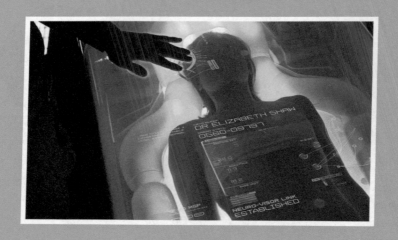

公元 4 世纪

希波克拉底建议使用冷水治疗局部出血和类似痛风的组织损伤。

1812 年

拿破仑入侵俄国期间，法军军医多米尼克·让·拉雷（Dominique Jean Larrey）注意到可以用雪来冷敷伤口使其麻木，让截肢者不再感到剧烈疼痛。

1947 年

一名偷渡客躲在跨大西洋班机的起落架舱内，并挨过了摄氏零下的严寒（这绝非此类事件的最后一个）。

1952 年

心脏外科医生弗洛伊德·约翰·刘易斯（Floyd John Lewis）在手术中降低了病人体温，并成功实施了史上首例开胸手术。

1980 年

在影片《星球大战：帝国反击战》中，达斯·维达将汉·索洛俘虏后，将其冻在"Carbonite"里送往赫特人贾巴的领地。

1989 年

"心肺复苏术之父"彼得·沙法（Peter Safar）领导的一个科学家小组首先给实验犬放血以模拟枪伤，然后用体外心肺机降低犬的体温，并最终成功救活了这些实验犬。

1991 年

菲尔·哈特曼（Phil Hartman）在《周六夜现场》节目中扮演一位从冰里获救后成为律师的原始人"基岩"（Keyrock）："我是个洞穴人。我不小心掉进了冰窟，幸好后来科学家们把我解冻了。"

2005 年

细胞生物学家马克·罗斯使用硫化氢降低了小鼠的新陈代谢率，并在几小时后让它们复原，这一成果帮他获得了 2007 年度"麦克阿瑟天才奖"。

2016 年

首批人体 EPR 临床试验本应于 2014 年在匹兹堡进行，但由于病患人数太少而未能成功。蒂舍曼随后决定把临床试验地点改在犯罪率更高的巴尔的摩展开。

未来

美国国家航空航天局将联合企业研究如何让参与火星探险任务的宇航员进入低温"冬眠"状态。飞往火星耗时长达半年，如果这一技术成为现实，会给漫长的旅途节约不少资源。

跋　　　　　　　　EPILOGUE

伟大的奇思妙想不应该只躺在实验室

谈及理想时，很多孩子会脱口而出："我长大了要成为一名科学家！"

科学家确实是个体面的职业。他们的智慧与见识超越常人，他们的意见得到广泛的认同与尊敬，他们拯救地球的次数不比超级英雄少……可为什么随着年龄的增长，大部分孩子对于科学的兴趣却不增反降呢？是不是科学的门槛太高了？

20世纪的青少年确实要费点周章才能了解到"地球为什么是圆的""海水为什么是咸的"。但如今，再冷门的内容也可以通过搜索引擎轻松获得。在这个知识俯拾皆是的时代，他们中的许多仍然宁愿把时间花在电子游戏上。孩子是天生的"新知黑洞"，但可惜的是"科学太高深"的偏见让他们止步。科学需要有机会展现它有趣和有温度的一面，来犒赏孩子们宝贵的好奇心和求知欲。

美国《大众科学》（*Popular Science*）是有着146年悠久历史的科学传播品牌。作为这本知名杂志的中文出版方，北京科技报社这几年一直在不遗余力地向中国读者传播其中的优质内容。这次将杂志中最完整、最精彩的科学故事结集出版，是希望向广大读者特别是青少年介绍当今最前沿的科研动态，同时呈现科学有趣的一面。这些优秀的科学作品读起来跌宕起伏，仿佛加入了小说和游戏的情节一般，但它们绝非虚构——伟大的科学探索确实正像是一次次勇敢的冒险。

你心目中的科学家是什么样子的？是戴着厚厚的眼镜穿着白大褂在实验室忙碌，还是埋头在一堆深奥的公式中推理演算？这些印象都没有错，但读完本丛书后你会发现，这只是他们的一面。故事的主人公们不但是智商超群的科学家，还是富有商业头脑的企业家，颇具号召力的演说家，百折不挠的实干家。他们绝不允许伟大的奇思妙想躺在大学的实验室和图书馆，而是一定要让它们进入真实的世界中。正是他们的不懈努力，使很多看似"不靠谱"的想法能够源源不断地聚拢资金、资源与人才，最终或许就有机会改变人类与世界，譬如使人类获得永生，在宇宙中找到新型能源，甚至干脆搬到另一个星球上去生活。这些科学冒险家所从事的事业当然是建立在现有科学体系的基础之上，但是又有别于传统的科学研究。这些研究的目标听起来很超前，但请将它们放到未来社会的语境中去理解。

当代的科技发展速度之快，人类历史上不曾有过，这在令人欣喜的同时，也产生了一个问题：我们在中小学教材，甚至是高等教育中学到的"宝贵知识"，在新的挑战面前显得无能为力。在这一代青少年长大成人后，如今那些让人眼花缭乱的新概念，比如人工智能、虚拟现实、基因编辑、纳米技术，大概率会成为他们生活中不可或缺、不可不知的元素。另一方面，随着现代文明发展，人们的生活虽然更加便利，但各种新的威胁也随之而来：网络隐私、食品安全、能源枯竭、极端天气……这些未来世界的主旋律，孩子们在本丛书中都可以"先睹为快"。

对于大千世界的学习兴趣，不仅没有年龄的上限，也不应该有下限。作为本套丛书的编者，我们并不奢望让青少年在小小年纪就能理解生物工程、量子力学、人工智能，而是试图让他们近距离地体味每一次科技进步背后真实的故事与细节。在这里，科学没有教科书式的无聊和难懂，而是变成了孩子们的一个个"睡前故事"。我们希望借此能打破他们对科学的盲目崇拜或隔阂，永远保持好奇与探索。

北京科技报社总编辑

北京科技记者编辑协会副理事长兼秘书长

美国 *Popular Science*（《大众科学》）中文版出版人